高職用書

# 食品安全與餐飲衛生

易君常
劉蔚萍　合著

# 編輯大意

一、本書係遵照中華民國七十六年十二月教育部修訂公佈之高級商業職業學校餐飲管理科「餐飲安全與衛生」課程標準編輯而成。

二、本書全一冊,供高級商業職業學校餐飲管理科第二學年上、下學期,每週教學 2 小時及高級家事職業學校食品科,第三學年第一、二學期,每週三小時教學之用。

三、本書編輯目標乃在使學生瞭解食品安全與餐飲衛生的重要性,期使學生有正確的基本知識,進而養成良好的餐飲衛生工作習慣。

四、本書針對高職學生之需求與能力,教材編輯深入淺出,條理清晰,去除過於繁瑣深奧之字眼,使學生易於明瞭,提高學生之學習興趣。

五、本書每章之後均附有學習檢討之習題,便於學生在學習之後作自我評量及綜合評鑑,增進學習的效果。

六、本書係作者累積多年的教學經驗及參照其他相關書籍編纂而成,但恐仍有疏漏之處,尚祈隨時提供寶貴意見,以為修訂時之參考。

編者謹識

# 目　錄

# 第 *1* 章

# 概 論

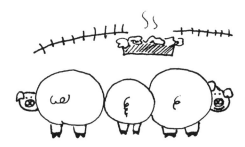

**本章學習目標**
- ●瞭解食品安全與餐飲衛生的定義
- ●瞭解食品衛生的法令

所謂「民以食為天」，這句話說明了食物的重要性。食物能夠供給人體所需的各種營養物質，維持正常的代謝，滿足生長和發育的需要，以保持身體的健康。但是，有時候也可能會經由食物帶來一些有害物質，使我們的身體受到危害。由於社會型態的改變，婦女就業人數增加，以及交通發達，外出就學、就業的人口增加，使得人們的一些生活習慣，與農業時期有著顯著的不同，尤其是飲食的習慣，在外進食的人口逐漸增多。因此，加強食品、餐飲的安全與衛生管理，對於提高食品品質，防止食品污染，預防食品中毒，防止腸胃消化道傳染病和其他疾病的發生，以增進身體健康，有著相當重要的意義及作用。

# 第一節　食品安全與餐飲衛生的定義和範圍

## 一、食品安全與餐飲衛生的定義

一般來說，食品中是不含有毒、有害的物質，或者是含量極少。但是食物在生產、加工、運輸、貯藏、銷售、烹調和食用的各個環節中，都可能受到來自外界環境不同因素的污染。一旦食物被染有外來的生物或其他的毒素、化學物質，以及放射性物質等時，即會降低了食品的衛生質量，進而對人體健康造成危害。所以，食品安全與餐飲衛生的定義，簡單地說，就是指「食品自栽培、生產、製造，到消費的過程中，確保其安全性、完全性，及健全性的一切手段與方法」。

## 二、食品安全與餐飲衛生的範圍

食品安全與餐飲衛生的範圍，大致上可歸納為以下六類：

1.食品本身：其係指「供人飲食或咀嚼的物品及其原料」。

2. 添加物：其係指「食品的製造、加工、調配、包裝、運送、貯藏等過程中，用以著色、調味、防腐、漂白、乳化、增加香味、安定品質、促進發酵、增加稠度、增加營養、防止氧化或其他用途而添加或接觸於食品的物質」。

3. 器具及包裝：其係指「直接接觸於食品或食品添加物的器械、工具、器皿、容器及包裹物」。

4. 加工、製造、運輸、貯藏及販賣。

5. 標示及廣告：其係指「標示於食品或食品添加物等之容器、包裝或說明書上，用以記載品名或說明的文字、圖畫或記號」。

6. 衛生教育。

# 第二節　食品衛生的法令

食品衛生管理的內容，可分為兩方面來說，一是品質方面的管理；另一是衛生方面的管理。目前和食品衛生相關的法令有很多，現將其中較重要的分述如下：

1. 食品衛生管理法（64年1月28日公布，72年11月11日修正公布）。

2. 食品添加物使用範圍及用量標準。

3. 乳業管理規則。

4. 食品工廠衛生標準。包括有：

(1)廠內之環境衛生。

(2)用水。

(3)衛生設備。

(4)加工過程。

(5)工作人員衛生。

(6)原料及廢棄物。

(7)食品添加物。

5. 食品業者管理。

6. 屠宰衛生檢查。

7. 與食品本身有關的法令：

(1)中華民國國家標準。

(2)商品檢驗法。

(3)食品衛生標準。

其中「食品衛生標準」，係由衛生署公布。其內容包括了：

1. 乳品類衛生標準。

2. 蛋類衛生標準。

3. 魚蝦類衛生標準。

4. 罐頭食品類衛生標準。

5. 食用油脂類衛生標準。

6. 殘留農藥安全容許量標準。

7. 冰類及飲料衛生標準。

8. 嬰兒食品類衛生標準。

9. 食品器具、容器、包裝衛生標準。

10. 冷凍食品類衛生標準。

11. 一般食品類衛生標準。

由以上所述之食品衛生管理法的內容，可以瞭解到我國在食品衛生管理上，不僅對食品本身的衛生加以管理，對於與食品品質相關的器具、容器、包裝、設施，及人員衛生等也訂定了管理辦法。因此，只要能夠做好衛生管理的工作，確實遵循法規，即可確保食品的衛生與安全，防止食品污染的事件發生，從而增進社會大眾的健康與福祉。

附註：相關法令詳細內容，請參閱本書附錄。

# 習題一

一、食品安全與餐飲衛生之定義為何？

二、食品衛生管理之範圍為何？

三、何謂食品？

第 $2$ 章

# 基礎微生物的認識

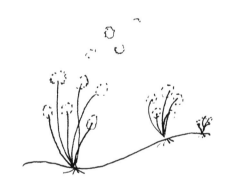

**本章學習目標**
- ●瞭解食品與微生物的關係
- ●瞭解與食品相關的微生物之特性

# 第一節　食品與微生物

　　微生物是一種形體極小、結構簡單的生物體。由於這些生物體極為微小，人們的肉眼往往看不見，必須藉助顯微鏡或電子顯微鏡才能觀察清楚。儘管其很微小，但是在日常生活中，微生物所引起的許多與食品相關的現象卻是經常可以見到。例如：夏天牛奶容易變酸、凝固；天熱時食物容易腐敗、發霉；各種傳染病，以及釀酒、造醋、做饅頭等等，都是微生物生命活動所引起的。由於微生物是屬於生物體，所以它們能夠進行生命活動，如代謝、生長、繁殖和適應環境，並能積極地參加自然界的物質轉化活動。

　　食品是微生物良好的培養基。有的微生物可以參加食品的製造過程（例如醱酵微生物）；有的微生物能夠破壞食品（例如腐敗微生物）；還有的微生物會引起食物中毒和傳染病（例如病原微生物）。因此，自然界中微生物的生命活動與食品的質量變化，及衛生狀況有密切的關係。我們應當對微生物有相當的瞭解，才能在食品製作及保存的過程中避免食品的變質和中毒的情形發生。

　　微生物的範圍極廣，與食品相關的有細菌、黴菌、酵母菌、病毒等。現分述如下。

# 第二節　細菌

　　細菌具有細胞的構造，是原始的植物，其分布很廣，任何地方都有牠的踪跡。大部份的細菌對人體皆無直接的害處。有些細菌在我們的生活上有相當的重要性，例如腸內細菌可幫助消化；腐爛細菌能形成自然界物質

的循環；醋酸菌可用來釀醋。對我們有害處的細菌僅有少數，地球上約 1700 種細菌中，僅 170 種左右能引起人類疾病。

## 一、細菌的形狀和大小

細菌依其型態可分為三種基本樣式。而通常測量細菌大小的單位是公忽 $(\mu)$。$(1\,\mu = 10^{-3}\text{mm})$

### 1. 球菌 (coccus)

圓球形；直徑通常為 $0.8\,\mu$ 左右；不具鞭毛；營獨立或群落生活。又可分為下列幾種：

(1)單球菌： 。例如：腸球菌。

(2)雙球菌： 。例如：肺炎、淋病、腦膜炎等。

(3)鏈球菌： 。例如：化膿性鏈球菌。

(4)葡萄球菌： 。例如：金黃色葡萄球菌。

(5)四聯球菌： 。

(6)八聯球菌： 。例如：啤酒八聯球菌。

### 2. 桿菌 (bacillus)

桿棒狀；長度約 $2\sim10\,\mu$；寬度約 $0.2\sim2\,\mu$；鞭毛或有或無；營獨立或群落生活；常串連成鏈狀或絲狀。又可分為下列幾種：

(1)雙桿菌： 。僅偶而能見到，並非實際形狀，由排列而成。例如：痢疾桿菌。

(2)鏈桿菌： 。亦很少遇見。例如：炭疽桿菌。

(3)梭形桿菌： 。呈梭狀，兩端均具有鞭毛。例如：破傷風梭形桿菌。

(4)單桿菌： 。為桿菌中最常見者。例如：白喉桿菌，結核桿菌。

## 3. 螺旋菌 (spirilla)

　　螺旋狀或弧狀；長約 $100 \sim 200 \mu$；具有鞭毛；營獨立生活。又可分為下列幾種：

　　(1)弧菌： 。菌體僅有一個彎曲。例如：霍亂弧菌。

　　(2)螺菌： 。菌體不超過二個彎曲。例如：鼠咬熱症螺菌。

　　(3)螺旋菌： 。菌體有二個以上彎曲者。例如：梅毒螺旋體。

# 二、細菌的構造

　　一般細菌的構造如圖 2-1 所示：

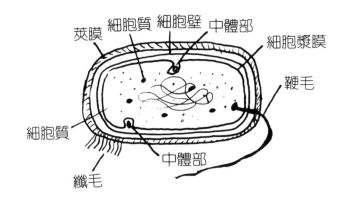

**圖 2－1　細菌的構造**

## 1. 細胞壁

　　(1)構造：由蛋白質及多醣類所組成。

　　(2)功用：維持細胞形狀，偶有代謝作用之機能。

## 2. 細胞漿膜

　　(1)構造：由緊接於細胞膜內面的細胞質特化形成。主要成分是脂蛋

白。

　　(2)功用：調節細胞內外物質之出入，並有代謝作用之機能。

3. 細胞質

　　(1)組成：為液狀、透明、無色膠樣體。

　　(2)具有核糖體：是蛋白質合成中心。

　　(3)食物顆粒：硫、脂肪、肝醣或澱粉顆粒，可因飢餓而減少或消失。

4. 核

　　無核仁、核膜，故不行典型的有絲分裂，但機能方面卻與高等動、植物者相同。一般球菌有一個核，而桿菌及螺旋菌往往在菌體之兩端都各有一個細胞核。

5. 鞭毛

　　(1)存在：除球菌外，大都具有，僅能在電子顯微鏡下觀察到。

　　(2)著生：由細胞質生出，通過細胞壁，而伸出於細胞之外。

　　(3)大小及形狀：在電子顯微鏡下看到細菌鞭毛是由二或三股更小的纖維狀物質結成繩狀，直徑約 $12 \sim 17$ m$\mu$，長約 $70\,\mu$。

　　(4)位置及數目：

　　　　a.單鞭毛菌：　　　　　　　　。例如：霍亂菌。

　　　　b.雙鞭毛菌：　　　　　　　　。

　　　　c.一端或兩端叢毛菌：　　　　　　　　。

　　　　d.周毛菌：　　　　　　　　。例如：沙門氏桿菌。

　　(5)成分：由具有收縮性蛋白質所構成。

　　(6)功用：有助於細菌的運動。

6. 纖毛

　　較鞭毛更微細，由細菌之細胞膜生出，其功用僅能幫助細菌附著在塵埃或寄主細胞上。

7.莢膜：又稱膠囊。

(1)形成：由細胞壁分泌出之黏液凝縮而成。其厚薄與細菌的種屬有關，故有助於細菌的鑑別。

(2)功能：為細菌的保護構造，能防止寄主白血球的吞噬作用，在傳染性的細胞中，凡具有莢膜者其致病力較大。

8.內孢子

(1)形成：某些細菌（尤其是桿菌）當環境不良時，由其原生質的一部份濃縮形成。亦稱芽孢，其作用不在繁殖，僅在延續細菌性命，每一細菌僅生一個芽孢。

(2)種類：

a.中央芽孢：　　　b.末端芽孢：

c.次末端芽孢：　　　d.自由芽孢

(3)功能：能抵抗惡劣的環境，呈休眠狀態，如環境改良則可發芽，成繁殖體，大量繁殖後代。

## 三、細菌的生殖

　　細菌通常行無性生殖。在養料豐富、水溫度適當的環境中，細菌生殖很快，大約二十分鐘即分裂一次。理論上，一個細菌如按這種速度繁殖，二十四小時後，所有後代的總重量可達二十公噸。事實上，細菌周圍的水和養料會因細菌的增加而減少，細菌的排泄物例如二氧化碳、酒精或其他酸類等有毒物質逐次增加，繁殖速度就受到限制，而漸趨緩慢。最後因毒物增多，養料缺乏，使細菌停止繁殖或死亡。只有在環境不良時才行有性生殖，以便改良其品種，利於生存。

## 四、細菌的種類

### 1.有益的細菌

多數細菌不僅無害，而且是我們日常生活中不可缺少的恩物。

(1)防治惡性貧血：有些細菌可自行合成維生素$B_{12}$。大量培養，可用於治療惡性貧血。

(2)幫助消化：人體消化道內有許多共生細菌，可分泌消化酶幫助消化，並能合成維生素。

(3)作清潔劑：細菌分泌的蛋白脢酶(protease)，可以用來消去創傷、燙傷的壞死組織，使傷口加速復原。或用於乾洗業上，去除血污、肉漬、蛋跡等。

(4)應用於皮革工業中，去除皮革上的毛、肉。

(5)形成腐植土，循環自然界的物質。

(6)根瘤菌能固定空氣中之氮素，有利於豆科植物之生長。

(7)利用細菌的醱酵作用於釀造工業中，生產酒、醋、乾酪(cheese)，酸酪(yogurt)等食品。

### 2.病原菌

少數細菌藉著在生物體內生長繁殖，或使人及動物吃了它們所產生的毒素，而導致人類、動物及植物產生疾病。

### 3.腐敗菌

此類細菌在生長、繁殖的過程中會破壞食品原有的風味、組織及組成。例如：使牛奶發酸、變味；酒變醋；肉類腐敗等。

### 4.芽孢菌

會產生內孢子的細菌。由於孢子的耐抗性極強，必須高溫高壓才能殺滅。

# 第三節　酵母菌

　　酵母菌自古以來即為人們所瞭解，它們有醱酵糖類的能力，被廣泛的應用於食品工業中。其通常可在植物、穀物、水果，及其他含糖食品中被發現。

## 一、形態

　　酵母菌是單細胞，多為橢圓形，不形成菌絲；細胞外具有纖維素的細胞壁；細胞質內含有細胞核及大形液泡，並有肝醣、蛋白質，及脂肪等食物顆粒。

## 二、營養

　　(1)分泌澱粉酶：將澱粉分解成雙醣。
　　(2)分泌轉化醣酶：使雙醣分解成單醣，以利用分解的化學能。
　　(3)分泌酒精酶：使單醣醱酵成酒精，而獲得醱酵化學能。

## 三、生殖

　　(1)環境良好適宜時，進行出芽生殖。
　　(2)環境不良時，行有性生殖。

## 四、種類

### 1.有益的酵母菌
　　(1)醱酵釀酒：不同種類的酵母菌，醱酵時會產生不同香味，故可釀造
　　　　不同種類的酒。這是酵母菌最重要的用途之一。

(2)烘焙：麵糰中加入酵母菌，利用其醱酵作用中所產生的二氧化碳，
　　能使麵糰鬆軟，進而烘製成各式麵食。

(3)食用酵母：有些酵母富含營養，且培養容易。因此被用作健康營養
　　食品及動物飼料。

(4)合成維生素：酵母在醱酵時，能製造維生素，特別是維生素$B_2$（核
　　黃素），供人類使用。

(5)可供作遺傳學及研究太空知識的試驗材料。

## 2. 腐敗酵母

這類酵母會破壞含碳水化合物高的食物，使果汁、果醬、蕃茄醬等變
酸，使糖液稀釋變味。

## 3. 病原性酵母

此類酵母會使人或植物產生病變。

# 第四節　黴菌

凡是放久的麵包、五穀食品，以及果醬上的綠黴菌；乳酪、橘子上所
長的青黴菌，都是我們日常生活中所見的黴菌。其與細菌、酵母菌一樣，
會使食物敗壞；但同樣的也對人類有相當的幫助。

## 一、生長

黴菌有真正的細胞核，無葉綠體，不能自製食物，都營寄生或腐生。
大小、形狀、生理狀況差異都很大。通常其是由一根根纖細的菌絲組成的。
菌絲是分枝的絲狀物。很多黴菌的菌絲中，上下相接的細胞壁無分隔，縱
橫交錯的許多菌絲，合成菌絲體，這便是黴菌的營養體。蔓延覆蓋在食物
上，有的侵入食物中吸取養料。有的向空中生長，形成生殖的構造。孢子

囊直立於菌絲的頂端，囊內含有大量孢子。孢子具有厚壁，可以抵抗乾燥。孢子成熟後，就破囊而出，如落在適宜環境中，即再萌發而成菌絲體。孢子數量既多，抵抗力又強，所以黴菌的分佈相當廣泛。

## 二、外觀

黴菌的種類很多，外觀皆不盡相同。有些呈鬆散張開狀；有些則非常緊密；有些是乾粉狀；而有些是潮濕、黏稠狀。顏色亦各有不同。

## 三、種類

### 1. 有益的黴菌

(1)改良食品：利用黴菌，使大豆、麵餅或豆腐變質而製成醬油、甜醬、豆腐乳等食品。此外，味噌、乾酪亦是利用黴菌製成。

(2)黴菌分泌的抗生素，例如青黴素、鏈黴素、金黴素等，在醫學上適量的利用，可撲滅病菌治療疾病。微量應用，尚可促進家畜的生長。

### 2. 腐敗的黴菌

許多黴菌生長時會使其宿主（例如麵包、水果、蔬菜等食品）變質或腐敗。

### 3. 致病性黴菌

有些黴菌能引發疾病，例如：香港腳、頭癬即為黴菌寄生而感染之皮膚病。此外，有些寄生於植物的黴菌會產生黴菌毒素，它除了會導致植物病變外，若誤食此類植物，亦會死亡。例如：馬鈴薯的疫病菌，玉蜀黍的黑穗病菌，裸麥的麥角菌。

# 習題二

1.細菌分為哪些形狀？請畫出。

2.能否畫出一般細菌的構造？並加以解釋其各構造之功用。

3.酵母菌對人類的益處與害處有哪些？

4.利用顯微鏡觀察酵母菌之形態與饅頭上黴菌的形態，並將之繪製成圖。

第 *3* 章

# 食品中毒

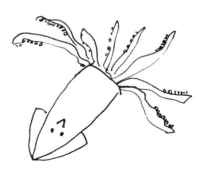

**本章學習目標**
- ●瞭解食品中毒的定義
- ●瞭解各種食品中毒的原因及預防方法

# 第一節　食品中毒的定義與類別

## 一、食品中毒的定義

　　由於吃了被細菌、細菌毒素、化學物質污染或含有毒性物質的食物，而引起的一種急性疾病，稱之為食品中毒。其特徵是潛伏期短，多數在 2～5 小時內發病。大多呈急性胃腸炎症狀。食品中毒並非為人與人之間的直接傳染。此外，若是因寄生蟲感染，或者是個人吃得太多、太雜的東西而導致下痢時，不能歸類為食品中毒。

## 二、食品中毒的類別

　　食品中毒按照致病物質的不同，大致可分為下列幾類：
　　1.細菌性食品中毒：
　　　(1)感染型：沙門氏菌、腸炎弧菌。
　　　(2)毒素型：葡萄球菌、肉毒桿菌。
　　2.化學性食品中毒：
　　　(1)有害的化學物質：農藥、甲醇等。
　　　(2)有害的金屬：汞、鎘、砷等。
　　3.天然毒素食品中毒：
　　　(1)動物性天然毒：河豚、介貝等。
　　　(2)植物性天然毒：毒菇、扁豆等。
　　4.過敏性食品中毒。
　　5.其他的食品中毒。

# 第二節　食品中毒的原因

　　為什麼會引起食品中毒呢？歸納來說有以下幾個方面的原因：

　　1.食物被細菌污染：食物在運輸、存放、加工製作、銷售等過程中，由於不注意衛生而被細菌、細菌毒素等污染，使細菌在食物上生長繁殖或產生大量的細菌毒素。例如：涼拌菜被沙門氏菌污染。

　　2.食物被有毒的化學物質污染：由於食物被沾染上有毒的化學農藥、殺蟲劑，及其他有毒物質而引起食物中毒。

　　3.食物本身含有毒成分：由於加工烹調方法不當，未把食物內有毒成分破壞和除掉，食用後可引起食物中毒。例如：扁豆中含有一種對人體有害的凝集素和溶血素，若食用時加熱時間不夠，因其毒素未被破壞即會引起中毒。

　　4.食物本身無毒，由於存放和管理不當，使食物產生了有毒物質，吃後引起中毒。例如：發芽之馬鈴薯含有有毒物質美茄素。

　　5.食物外形相似，因誤食了有毒的動、植物，而引起食物中毒。例如：河豚魚、毒菇等的中毒。

# 第三節　細菌性食品中毒及其預防

## 一、定義

　　細菌性食物中毒，是人們吃了含有大量活的細菌或有細菌毒素的食物，而引起的食物中毒。它是食物中毒中最常見的一類，多發生於氣候炎

熱的季節。因為較高的氣溫為細菌繁殖提供了有利的外因,而人體防禦功能的降低,也是造成細菌性食物中毒發生的內因。其中除了肉毒桿菌毒素的食品中毒是屬於神經性症狀外,其他大多是急性腸胃炎症狀。如能及時挽救,一般皆能痊癒。

## 二、分類

細菌性食品中毒因致病方式不同,可分為二種型態:

1.**感染型食品中毒**:細菌污染於食品而繁殖,人或動物食入後,於體內繁殖,在腸黏膜作用,而引起食物中毒。例如:沙門氏菌、魏氏梭菌、腸炎弧菌,及大腸菌。

2.**毒素型食品中毒**:細菌或黴菌污染食品,在其中繁殖產生毒素,人或動物吃了這種食物後,經腸道吸收而中毒。例如:細菌毒素的葡萄球菌、肉毒桿菌、鏈球菌,黴菌毒素的黃麴毒素,及其他黴菌毒素。

## 三、常見的細菌性食品中毒及其預防方法

1.沙門氏菌 (Salmonellae)

(1)介紹:沙門氏菌是沙門氏桿菌屬中除了一些具傳染病的病原菌 (如傷寒菌、副傷寒菌……等) 以外,約 1300 種以上細菌的統稱。會引起疾病的約有一半,而能導致食物中毒者約有 50 種。

(2)分佈:此菌分佈於人體、哺乳動物、鳥類、爬蟲類、蚯蚓等的腸管內。

(3)中毒途徑:多半來自生冷食物。

a.食用含菌動物之肉、私宰之肉、生病之雞的蛋。

b.食品在製造、烹調過程中受到帶菌的蟲、蠅、鼠、人手等的污染。

(4)潛伏期:平均 12～18 小時。

(5)症狀:頭痛、噁心、嘔吐、下痢、腹痛、發熱。輕者水瀉 1～2 日內

即漸漸恢復。重者抽筋不安或昏迷至死亡。

(6)預防：

　　a.不食有病之動物，儘量少生食。

　　b.防止食品受到污染。

　　c.徹底殺菌。食物充分加熱至內部溫度達到 80℃以上，並且至少持續 12 分鐘，才能保證殺死沙門氏菌。

## 2.腸炎弧菌 (Vibrio parahaemolyticus)

(1)介紹：為好鹽性菌，在3%濃度的食鹽水中最活躍，若無食鹽的環境，則無法致病。具有鞭毛，極活潑。

(2)分佈：生魚、貝類、醃菜、不潔的食器等。

(3)中毒途徑：

　　a.近海魚貝類，易受到病菌污染，再經生食而致病。

　　b.遠洋加工魚類、醃菜，經過間接污染而致病。

　　c.患者在生病期間，其排泄物污染到土壤、飲水，而再次污染回人體。

(4)潛伏期：約 12 小時。

(5)症狀：主要為下痢、腹痛，有時會水瀉含血黏液。百分之三十至四十之病者會發熱、頭痛、噁心，但很少會嘔吐。重者會因脫水，虛脫而死。多發病在 8、9 月之間，冬季較少見。

(6)預防：

　　a.其為好鹽菌，在淡水中經 1～4 分鐘便有 90％會死亡，所以可利用自來水沖洗，以去除該菌。

　　b.其不耐熱，所以只要充分加熱即可殺菌。

　　c.食器應充分消毒，以防間接污染。

　　d.不生食海鮮食物。

3. 病原性大腸桿菌(Pathogenic E. coli)

(1)介紹：大腸桿菌通常並不致病。它和人體內存在之大腸菌以抗原性區別之。其歸屬為 0 係（在培養基上不動、不擴散之品係），共有 01～0150 種。其中會致病的有 026、055、0111、0124 等 20 種。

(2)分佈：主要在動物之排泄物中。

(3)中毒途徑：平常不易致病。若人體虛弱，消化功能較差，局部受創傷時，一次攝入一千萬個以上，則會致病。

(4)潛伏期：約 12 小時。

(5)症狀：頭痛、發熱、嘔吐、下痢、腹痛等。若嬰幼兒感染有赤痢症狀，則極嚴重，死亡率高。

(6)預防：

　　a.注意食物衛生。

　　b.小心生冷食物及冰水。

4. 魏氏梭菌（產氣莢膜桿菌）(Clostridium welchii)

(1)介紹：為氣性壞疽之原因菌，有芽孢之嫌氣性桿菌。依免疫學上毒素分類可分為A、B、C、D、E、F六型，其中僅耐熱性之A、F二型才會致病。

(2)分佈：廣泛存在於人、動物之糞便、土壤、排水溝中。

(3)中毒途徑：食入被污染的魚、貝、肉類而致病。一次約攝入 5 億個以上才會引起中毒。

(4)潛伏期：約 12 小時。

(5)症狀：下痢，腹痛、或伴有嘔吐、噁心等症狀，較少發熱。約 24 小時左右漸趨痊癒。

(6)預防：加熱至 90°C，30 分鐘；或 100°C，5 分鐘，該菌立即死亡。但偶有變異不怕熱之品種。

5. **葡萄球菌**(Staphylococcus aureus)

　(1)介紹：人或動物之化膿性病的原因菌。可分為病原性黃色葡萄球菌，及非病原性表皮葡萄球菌。

　(2)分佈：人體皮膚、鼻、耳、塵埃、水溝、糞便、空氣中皆有，污染範圍極廣。

　(3)中毒途徑：食入此菌在食品內繁殖過程中生成的毒素而發作。多來自植物性食物。動物性膿狀物亦是中毒的途徑。例如：手指之創傷，化膿、生瘡、鼻炎、咽喉分泌物等。

　　a.人身上的傷口生成葡萄球菌，手上沾染傷口的分泌物污染了食品。

　　b.得了乳腺炎的牛羊，生成葡萄球菌污染牛、羊乳，其乳製品殺菌不完全。

以上兩個原因再加上適當的溫度，葡萄球菌即開始大量繁殖，在繁殖的過程中會產生並累積毒素，一旦我們吃了這類食物即產生食物中毒的現象。

　(4)潛伏期：極短，約 3 小時左右。

　(5)症狀：嘔吐、水瀉、腹痛、噁心，老人及小孩偶而會有發熱現象。嚴重者會下痢、嘔吐脫水，但 1～2 日即逐漸痊癒，很少有死亡的情形。

　(6)預防：多注意個人衛生，有化膿傷口的人不可下廚，從事接觸食物的工作。

6. **肉毒桿菌**(Clostridium botulinum)

　(1)介紹：為一厭氣性、有芽孢、有運動性之桿菌。依其免疫學上毒素分類，可分為A、B、C、D、E、F六種。其中A、B、E三種會致病，由其產生之外毒素引起中毒情形。其毒素為細菌毒素中最屬害者，

精製毒素 0.001 $\mu$g即可殺死老鼠。

(2)分佈：土壤或動物糞便中。

(3)中毒途徑：A、B型係來自殺菌不完全的酸性罐頭，腐敗之火腿、香腸、乳製品等。此二型中毒之例子在美國較常見。E型係來自污染之醃、燻魚，在日本較常發生。

(4)潛伏期：12～36小時，死亡率高達26％，且在4～8日內即死亡。若超過10日以上無併發症狀發生，則確定可痊癒。

(5)症狀：起初有噁心、嘔吐、無力感、腹脹痛、便秘或下痢等症狀，進而產生視力減退、雙重視、舌咽神經麻痺等情形，最後可能會呼吸困難。其間或有併發症。

(6)預防：食品應充分加熱。此菌在80℃加熱15分鐘即失去毒性。

歸納來說，要預防細菌性食品中毒，有以下四大原則：

## 1. 防止細菌污染

(1)食品烹調者及販賣者，應多保持清潔，防止手污染食物。

(2)禁止帶菌者進入食品業工作。

(3)手上如有破口、流膿，或下痢者，應暫停烹調製作食品。

(4)儘量採用新鮮的食品。

(5)砧板、菜刀、食器應保持清潔。

(6)消滅鼠、蟲，以防止其污染食品。

(7)置放食品處要加蓋，妥善保存食品。

## 2. 抑止細菌增殖

(1)低溫保存。如冷凍、冷藏。

(2)高溫滅菌。如烹煮、加熱處理。

## 3. 殺菌

大部份的細菌經烹調後，多半會致死，所以應儘量少食生冷食物。

4.避免疏忽

(1)提高食品業者的責任感和道德。

(2)外行人勿隨意製作有毒食物。

(3)不能只憑看、嗅、外觀來判斷食物有毒與否,應拒食來路不明之食物。

# 第四節　天然毒素食品中毒及其預防

天然毒素食品中毒的發生,多半是因不注意或知識不足而誤食。依其來源可分為動物性天然毒素及植物性天然毒素兩種。其中動物性毒素幾乎全來自魚、貝類。

## 一、動物性天然毒素食品中毒

1.毒魚

(1)熱帶魚:

絕對新鮮時,無毒;但其死後很快就成為有毒的狀態。所以最好勿食。

(2)河豚:

A.介紹:此種魚多分佈在日本、中國、東印度及非洲海岸。其中以日本河豚毒性最強。

B.毒性:稱為河豚毒,多含於內臟,尤以卵巢及肝臟最多。毒性在5、6月間最高。

C.症狀:其會引起知覺麻醉,血壓下降,心臟收縮力降低,呼吸麻痺,橫隔膜停止運動而死亡。此外,河豚毒還會抑制蛋白酶分泌,

尿分泌，引起嘔吐，急性中毒，使得內臟組織出血。

(3)Argentina semifasciatus：

　　A.介紹：其毒素分佈在肌肉中，加熱烹調後毒性仍不會減少。

　　B.毒性：毒素成分不明，屬於麻痺性神經毒。

　　C.症狀：食後 30 分鐘到二小時之間即會發作，引起口唇、顏面麻痺，四肢麻痺，但無嘔吐或下痢症狀。

## 2.軟體動物

　　章魚可由其唾液腺中分泌出一種酪胺毒，在捕食其他東西時使用。

## 3.毒貝

(1)Venernpin中毒

　　A.介紹：自Reeve的腸腺中抽得。

　　B.毒性：加熱不會破壞，若加入福馬林則會無毒化。不屬於細菌毒素，在PH 5～8 的環境中，加熱至 100°C達一小時，仍不會破壞；只有在PH值達到 9 以上，煮沸才可以破壞。

　　C.症狀：潛伏期12小時至1週，死亡率高達50%。發作時胸口會感到不適，全身疲倦、噁心、便秘、頭痛、腹痛、皮下出血斑、黃疸、肝腫。嚴重者會意識不清、出血、吐血、便血而導致死亡。

(2)麻痺性貝中毒(Paralytic shellfish poisoning)

　　A.介紹：食入貽貝(mussel )而中毒。

　　B.毒性：在酸性中安定；鹼性環境中則不安定。易溶於水及酒精；不溶於乙醚及氯仿。

　　C.症狀：食後 30 分鐘左右即發病。發作時有末稍神經麻痺現象。嚴重者會四肢麻痺，不能行動，數小時之後，因呼吸麻痺而死亡。

## 二、植物性天然毒素食品中毒

### 1.有毒開花植物(Poisonous flowering plants)

A.介紹：一般植物僅部份有毒，而非全株有毒。因其非食物，所以不易引起食物中毒，通常較易誤食者為毒莓或果子。

B.毒性：為有毒化學物質，大部份是生物鹼。

C.症狀：若牛吃了有毒的常春藤，其乳汁即會有毒性，人食入後容易引起腸胃症，或引起嬰兒食物中毒。

### 2.毒菇(mushroom)

A.介紹：毒菇的一般辨別法：

　　a.莖有縱裂者無毒。

　　b.色鮮味美者有毒。

　　c.有惡臭者有毒。

　　d.有苦、辣味者有毒。

　　e.莖下有環帽者有毒。

　　f.有乳汁分泌，分泌黏液遇空氣變黑者有毒。

　　g.煮後遇銀器變黑者有毒。

B.毒性：可分為三種：

　　a.神經毒

　　b.臟器萎縮毒

　　c.腸胃障害毒

C.症狀：常見有肌肉痙攣、視覺不正常、暈迷、噁心、嘔吐、下痢、口渴、虛脫、發冷、呼吸困難等。其中Amanita muscaria品種，會有興奮感、瞳孔縮小、脈博慢、呼吸困難等現象。Amanita phalloides品種有強烈溶血作用。a－toxin主要是會產生毒素，抑制消化

酵素。

3. 其他的植物毒：

(1)緬甸豆：製餡的原料，又名五色豆。含有氰酸。若含量達 0.3%，則會引起氰酸中毒。充分沖洗後煮熟，即可避免中毒。

(2)青梅、銀杏：含有苦杏仁苷(amygdalin)，經其自身的苦杏仁酶水解後產生氰酸，而引起中毒。

(3)馬鈴薯：塊莖發芽時含有美茄素(Solanine)，會引起中毒。馬鈴薯發芽時，美茄素含量在 1.0 g／kg 以上，其屬中樞神經毒，有溶血性，食入多量時會導致腹痛、頭痛、目眩、疲倦、腸胃障礙。欲防止中毒，應將其皮、芽充分去除，徹底煮熟再食用。

(4)毒麥：其為稻科雜草，生長於田裡，容易混雜於麥中。種子有毒，可引起頭痛、目眩、噁心、嘔吐等現象。嚴重者會虛脫、痙攣，甚至死亡。

(5)麥角：寄生於麥中的麥角菌，呈黑木魚狀，使寄生的麥變成棕、紫色，磨成麵粉後有酸味。麥角生物鹼會對中樞神經產生抑制作用，使得血壓下降、嘔吐。急性麥角中毒會產生嘔吐、下痢、腹痛、耳鳴、無力等情形。若中毒太深則會四肢無力、死亡、早產或流產。慢性麥角中毒則有末稍神經障害、四肢無力、鼻頭、耳殼痛、肌筋萎縮，神經障害，呈痴呆狀等現象。

(6)蓖麻籽：其含有蓖麻毒素(ricin)、蓖麻鹼成份，可使人腹痛、下痢。

## 三、天然毒素食品中毒的預防方法

1. 不食不認識之動、植物。

2. 外行人不可隨意烹食河豚等有毒食物。

3. 多選購新鮮食物，少食生冷食物為上策。

# 第五節　化學毒素食品中毒及其預防

　　化學性食物中毒包括農藥、重金屬和其他有毒化學物質所引起的食物中毒。其特點是潛伏期很短，多在十幾分鐘到 2～3 小時內即發作。一般中毒程度嚴重，而病程往往比一般細菌性中毒長。依其成份，可將化學毒素食品中毒分為三大類：一、金屬毒。二、酸根。三、有機化合物。

## 一、金屬毒

1. 砷化合物 ($AsO_4^{+3}$，$As_2O_3^{+3}$砒霜)

　　A.來源：砷本身無毒，但其化合物一般都有劇毒。常用於農藥、殺菌劑中。

　　B.毒性：白色、無味、無臭，易被誤認為麵粉而食入，腐蝕腸胃。若攝入 5～50 mg 即可導致中毒，食入 100～300 mg 則會致死。

　　C.症狀：咽喉、食道收縮，下嚥痛苦。急性中毒者其症狀與霍亂相似，尿量減少至無尿、血尿，虛脫至死。慢性中毒者有貧血、發疹、慢性腸胃障害、肝腫、神智不清，呈白癡狀等現象發生。

2. 銅(Cu)

　　A.來源：豌豆、蔬菜、水果加入含銅鹽之色素，保持其鮮綠；或者是銅器用久後，產生氧化銅，食入而中毒。

　　B.毒性：呈綠色，若食入 0.1 g 以上即會中毒，若超過 2 g 以上即會致死。

　　C.症狀：急性中毒者會嘔吐、噁心、下痢、發汗、嗜睡、胸悶，最後致死。慢性中毒者則有牙齦、皮膚變色之情形發生。

3. 鉛(pb)

    A.來源：鉛長期與酸性食品接觸，被侵蝕溶出，例如鉛管。或者是工業藥品、顏料等誤食而中毒。

    B.毒性：混合在物品的顏色中，多半為慢性中毒。

    C.症狀：急性中毒會嘔吐、下痢、目眩、頭痛。慢性中毒者則有貧血、關節痛、牙齒變青白色、心臟肥大、腎臟萎縮等現象。

4. 鋅(Zn)

    A.來源：白鐵罐中裝酸性飲料而導致鋅溶解出來；或者是製作不良之白鐵烤箱中的鋅。

    B.毒性：$Z_nSO_4$,約 435～500 mg／Kg即可致死。

    C.症狀：腹痛、噁心、嘔吐、下痢、血便而死。

5. 錫(Sn)

    A.來源：罐頭中的錫溶解出來。

    B.毒性：1 公斤果汁罐頭的含量在150mg以上，即會發生中毒。

    C.症狀：很少為慢性中毒。若含量太多時，消化器官會受到刺激而嘔吐、下痢。

6. 汞(Hg)

    A.來源：汞鹽，尤其是昇汞具有劇毒。多含於農藥、防腐劑中。

    B.毒性：0.5 mg即可致死。為金屬毒中毒性最強的一種。

    C.症狀：急性中毒者會導致消化器官發炎、牙齦及舌變色、潰瘍、下痢、腹痛、嘔吐、口渴、腎臟受到損害。慢性中毒者則有四肢麻痺，語言、視覺障害等情形。

7. 氟化物 （HF、NaF、$H_2SiF_6$、AgF等）：

    A.來源：殺鼠劑、防腐劑中。飲水中氟含量在 0.5 mg／1 公升內為安全含量。

B.毒性：水中若含 1 ppm以上，易引起慢性中毒。

C.症狀：急性中毒者會嚴重嘔吐。慢性中毒者則會出現斑齒狀。

## 二、酸根

1. 亞硝酸鹽

A.來源：食品工業中，使肉類發色（紅）的發色劑中。

B.毒性：不易被光、熱、燻破壞。一公斤肉中含量超過 100 mg時，即會破壞人體血紅素。

C.症狀：嘔吐、噁心、意識不清、血壓下降。

2. 硼酸 （$H_3BO_3$，$Na_2B_4O_4$硼砂）

A.來源：醫藥用，煎餅、冰淇淋之防腐劑，為不良添加物。魚丸、海產中亦會加入以保鮮。

B.毒性：食入 1～3 g即導致急性中毒，其會積蓄在體內。含量在 0.33～0.5 g／Kg時，即會引起中毒，含量在 1 g／Kg時即可因麻痺而致死。

C.症狀：急性中毒者會下痢、嘔吐、虛脫。慢性中毒者則有妨礙消化，酵素被破壞，消化不良，無法吸收營養而消瘦的情形。

3. 氰化合物(KCN，NaCN)

A.來源：電鍍工業，照相業、製藥業之原料。多為故意或意外中毒。

B.毒性：溶於水呈鹼性。混入飯或麵包中呈黃色。攝入 0.2～0.3 g即可致死。

C.症狀：急性中毒者會因氧化酶被破壞，窒息而死。慢性中毒者則有黃疸症狀出現。

## 三、有機化合物

1. 甲醇

   A.來源：酒為乙醇，私酒中為降低成本而摻入甲醇。

   B.毒性：攝入 8～20 ml 數日後即會失明。若食入 30～100 ml 則會致死。

   C.症狀：失明、麻痺、呼吸困難，心臟衰竭而死。

2. 甲醛

   A.來源：工業藥品，有殺菌、防腐之用途。

   B.毒性：含量 0.3% 即可抑制酵素的作用。

   C.症狀：因其刺激味強，不易產生誤食的情形。中毒者會有頭痛、胃痛、嘔吐等現象。

3. 對硝鄰甲苯胺

   A.來源：工業藥品和色素的原料。做為甜味劑使用，其甜味為砂糖的 1000～4000 倍。

   B.毒性：每日若食入 2 g，4～5 日即會死亡。10～20 g 為致死量，所以有「殺人糖」之稱。

   C.症狀：胃痛、噁心、倦怠、腎臟肥大、肝臟萎縮、昏睡至死。

4. 對硝苯胺

   A.來源：工業原料，黃色。

   B.毒性：為神經及血液毒。

   C.症狀：中毒者會意識不清。

5. 乙二醇

   A.來源：寒地的防凍劑。有甜酒味，較黏似甘油，易被誤服。

   B.毒性：食入 100 ml 即可致死。

C.症狀：在體內會氧化成草酸，引起腦及腎臟障害、嘔吐、頻尿、不安、呼吸困難，意識不清而致死。

6. DDT、BHC

A.來源：家庭用殺蟲劑。

B.毒性：為神經毒。5 g以上為致死量，若500 mg／Kg，人即會中毒。

C.症狀：嘔吐、噁心、腹痛、麻痺、目眩，嚴重者會昏睡而死亡。

7. 巴拉松、巴拉刈

A.來源：效果極佳的農藥。

B.毒性：為神經毒。只要1 t沾在皮膚上即可致死。

C.症狀：食慾不振、噁心、多汗、流涎、瞳孔縮小，最後致死。所以農作物在噴灑此二種農藥後，三週內不可採收。

## 四、化學毒素食品中毒的預防方法

1. 工業用品必需貼上標籤，以防止誤用的情形。
2. 食品添加物的使用應特別小心。
3. 選購金屬器皿及顏料等，應注意其成分及使用方法。
4. 殺蟲劑、農藥在使用時應注意用量及其污染性。

# 第六節　其他的食品中毒及其預防

食品中毒除了上述主要原因之外，還有以下幾種：

## 一、過敏性食物中毒

A.介紹：由腐敗物的組織胺(histamine)引發過敏的現象。

B.分佈：腐壞的海產食物中最多。此外，組織胺之增強因子，會導致

甲胍、精胺等引發過敏。

C. 中毒途徑：吃到腐壞的食物，或接觸到藥物、顏料、金屬鹽、血清、抗生素、蛋、蔬菜等東西，可能因抗原相似而引發過敏。

D. 潛伏期：快者 5 分鐘，慢者 3～5 小時。

E. 症狀：眼、口、耳發熱、身上出蕁麻疹，頭痛、噁心、發熱(38°C左右)，甚至下痢、嘔吐，快者 6～10 小時即痊癒，慢者約一週左右可痊癒，無死亡之病例。

F. 預防：不吃不新鮮的食物，並且儘量降低引發過敏的因子。

## 二、油脂之酸敗

A. 原因：油脂類置放空氣中太久，以致氧化，使得風味及色調發生變化，而產生有害毒素。

B. 毒性：過氧化物醛類（油脂氧化後產物）具有毒性。

C. 來源：炸過很多次的油，久放的速食麵，混合之油脂。

D. 潛伏期：3～6 小時。

E. 症狀：下痢、嘔吐、腹痛、頭痛、無力。

F. 預防：

　　a. 炸過之油勿重複使用。

　　b. 注意油炸過之食物的保存期限。

　　c. 不同種類的油脂勿隨意混合使用。

　　d. 油脂應存放於陰涼乾燥之處。開封後儘快用完。

## 三、致癌物質

A. 原因：燃燒後的髒空氣中，含有發癌性之烴，散於空中被動、植物吸收，人食後易引發癌症。

B. 毒性：多來自芳族烴，易引發人體細胞之突變而形成癌症。

C.來源：燃燒廢電纜、塑膠，汽機油廢氣、菸，及燻製品。

D.症狀：發生惡性腫瘤，最後致死。

E.預防：

　　a.勿隨意燃燒廢電纜、塑膠。

　　b.不吸煙。

　　c.少食煙燻製品。

## 四、放射線

A.原因：核子試爆之輻射塵，或含放射性物質污染大地而造成。

B.毒性：污染空氣、食物，造成人體基因突變而致引發癌症。

C.來源：核子試爆、放射線無法消失而污染了飲水、空氣、食品、土壤等。

D.症狀：輕者會嘔吐、老化、機能障害。重者則得到癌症或者是致死。

E.預防：

　　a.加強衛生監督：嚴格執行國家規定的衛生標準，使放射性物質的污染量控制在限制濃度範圍之內。

　　b.防止污染：在食品加工、生產及貯藏過程中採用放射性方法時，應嚴格遵守使用劑量和照射量的規定。

　　c.嚴格選擇原料，凡被放射性物質污染的食品皆不可以食用。

# 習題三

1. 食物中毒之類別？

2. 常見天然性食物中毒之例子有哪些，任舉三項？

3. 引起食品中毒之原因？

4. 怎樣辨別菇類是否有毒？

5. 硝在中國食品中常作什麼用途？其毒性如何？

6. 化學性食品中毒如何預防？

7. 請找尋各類癌症可能發病的原因資料，並全班討論之。

第 $4$ 章

# 食品與傳染病

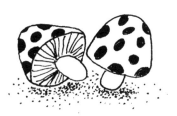

**本章學習目標**
- 瞭解食品引起傳染病的原因
- 瞭解與食品相關之傳染病及其預防方法

傳染病的種類很多，其傳染原、傳染途徑，及侵害的部位各有不同。本章所要討論的是透過食物、飲水，和食具等經口傳入人體，侵害消化器官的傳染病及其預防方法。由於傳染病能在人與人之間，和人與動物之間廣為傳播，所以它對人類健康的威脅極大。因此我們必須好好地瞭解它，並且做好預防的工作。

# 第一節　食品引起傳染病的原因

食品引起傳染病的原因有二：

## 一、食品本身被污染

食品本身染有病菌或病毒，或者是未充分沖洗乾淨而食用，皆會引起傳染病。

## 二、在製造、加工、烹調的過程中被人、動物二次污染

帶菌的食品業從業人員，工作時不慎污染了食物；廚房或食品加工廠未保持環境整潔，消滅蒼蠅、老鼠、蟑螂，和其他害蟲，且食物未妥善加蓋，以致被含菌動物污染，而成為傳染病的媒介。

一般來說，病原依其傳染途徑，可分為直接傳染與間接傳染兩種。

## 一、直接傳染

使用帶菌病人所使用過的東西，例如衣服、日常生活用品或食器；或者是病人手指被病原菌污染，直接接觸而感染疾病，由此造成的傳染，均稱之為直接傳染。

## 二、間接傳染

病人的排泄物處理不當，藉著地下水污染水源、食器與食物，人們食入這些受污染的食品後被感染疾病。因此而造成的二次傳染，稱之為間接傳染。

與食品相關，因經口而引起的傳染病，依其感染的病源菌可分為細菌性傳染病及濾過性病毒傳染病二類。下面二節將詳細敘述這些病原菌，以期能對其有所瞭解而減少傳染病發生的機會。

# 第二節　細菌性傳染病

## 一、赤痢

A.介紹：多發生於 7 ～ 9 月。

B.病源：細菌性赤痢、赤痢變形蟲引發。

C.潛伏期：2～7 日。

D.症狀：全身疲倦，食慾不振，頭痛、惡寒、腹痛、下痢，發熱約 38°C 左右。

E.途徑：食物污染、手污染、蟲鼠污染、水源污染等。

## 二、傷寒

A.介紹：多發生於 8～9 月間，為極嚴重的傳染病。

B.病源：傷寒桿菌。

C.潛伏期：1 ～ 3 週。

D.症狀：反覆發冷、再發熱，全身疲倦，食慾不振。發熱可達 39～40°C，

有輕微發疹現象。嚴重者會下痢,腹部脹凸,腸出血,甚至昏迷說夢話。患者在發病 3 ～ 4 週後熱度開始下降,癒後一週,仍有帶菌。傷寒的患者,其帶菌期特別長,有的可達十年以上,甚至成為永久性帶菌者。

E.途徑:與赤痢相同,但其尿液亦會傳染。食品感染中,以蚵為主。

## 三、副傷寒

其症狀與傷寒相似,但較輕微。由副傷寒A、B、C三種桿菌感染。

## 四、霍亂

A.介紹:台灣已有二十多年未流行過。

B.病源:霍亂弧菌。

C.潛伏期:1 ～ 5 日,平均約 3 日。

D.症狀:嚴重下痢,大便呈米湯狀。嘔吐,體內水份缺乏;無尿症,體溫下降,變成所謂「霍亂貌」——眼皮凹,皮鬆。嚴重者數小時至 1 日內即死亡。

E.途徑:直接接觸傳染,或經由水或食品等方式傳染。

F.預防:可打霍亂疫苗,但有效期限只有半年左右。

# 第三節　病毒性傳染病

## 一、脊髓灰白質炎

A.介紹:多發生在 6 ～ 7 月間。俗稱小兒麻痺症。

B.病源:急性骨髓灰白質炎濾過性病毒(Polio Virus),屬急性熱性疾

病。

C.潛伏期：7～12 日，平均約 10 日。

D.症狀：多數感染 1～2 歲之幼兒。起初的症狀與感冒相似。持續 2
～ 3 日頭痛、嘔吐、喉痛、腹痛，退熱後忽然四肢麻痺。

E.途徑：糞便、咽喉分泌物。

F.預防：口服沙賓疫苗（弱活菌）；或注射沙克疫苗（死菌）。

## 二、傳染性下痢

A.介紹：病原體為一病毒。病癒後 3～7 日糞便中仍然有病菌存在。

B.病源：下痢病毒。

C.潛伏期：2～8 日。（平均約 4 日）

D.症狀：腹脹、噁心、口渴、腹瀉、食慾不振、水瀉，糞便具有腐臭
味，含有黏液。下痢一天約 8～12 次，普通約 4～7 日便可以恢復。
嚴重者會進入脫水狀態。

E.途徑：患者糞便中的病毒經水或食品傳染給他人。

## 三、流行性肝炎

A.介紹：多於夏季發生，青少年較易感染。

B.病源：A、B 型肝炎病毒。可耐 60℃，30 分鐘的加熱，亦可耐乾、
及化學藥品。

C.潛伏期：2 日～6 個月。平均約 25 日。

D.症狀：發燒、噁心、全身倦怠，出現黃疸。一般約 2～6 週可痊癒。
發病階段可分為四期：

a.前驅期：無特別症狀，偶有嘔吐、下痢。

b.發熱期：突然發熱至 38℃，食慾不振、疲倦、支氣管炎、肝臟肥
大、黃疸。

c.黃疸期：2～4週，持續數日。

d.恢復期：2～6週，黃疸消失，痊癒。

E.途徑：口沫、糞便污染水源及食物而引發。

## 四、與食品有關之其他疾病

1. 飲用患有結核病之牛的乳，人體亦會感染到結核病。

2. 食品製造業從業人員患有白喉，則白喉桿菌可污染牛乳、食品而傳染給他人。

3. 正常人之鼻腔中會含有溶血性鏈球菌，其可污染牛乳而造成猩紅熱或喉頭炎。

# 第四節　食品傳染病的預防

起因於食品的傳染病，其預防方法主要是針對感染原及傳染途徑來實施：

## 一、早期發現患者，不准其從事食品業

凡與食品接觸的從業人員，例如廚師、服務員、售貨員等，在任職之前都必須先進行身體檢查，並且每年複查一次。如發現其係患者或帶菌者，應立即停止其從事食品工作，直到痊癒為止。

## 二、食品工作者，注意個人衛生

接觸食品的工作人員，應特別注意個人衛生，例如穿戴清潔的工作衣、帽，便後洗手，經常修剪指甲等。尤其是手部的清潔更要特別留意。

## 三、防止蟲、鼠之害

食品製造、加工、貯存、銷售等的場所，及廚房、餐廳，皆必須有防蠅設施，並且要撲滅老鼠、蟑螂等害蟲，以防其污染食品及水源傳播疾病。

### 四、注意食品保存，避免生食

所有的食品皆應要妥善加蓋，以防污染。儘量避免生食，瓜、果、蔬菜等在食用前應用清水徹底洗淨。若要生食必須以高錳酸鉀溶液浸泡再沖水洗淨後，才可食用。

### 五、食品器具要消毒完全

各種食品器具，包括製造、調理、烹調等器具，以及餐具，在每次用完之後都要洗淨，並且進行消毒。在公共場所進食時，應提倡公筷母匙之分食制，每個人使用自己的碗筷，以防止互相傳染。

### 六、注意用水，減少污染

注意飲食用水的衛生，不可使用未經消毒的地下水，以免因飲用受污染之水，或用於洗滌食具、食物原料等而感染疾病。

### 七、食品原料慎選新鮮衛生者

尤其是要生食的食物，以及易受污染的海產類，更要留心。煎食應徹底加熱。

### 八、保持清潔、整齊之環境

食品原料的貯放與管理應注意其清潔與整齊。食器及容器必須有適當的貯放場所，才能維護飲食之安全。

# 習題四

1. 找尋「傷寒瑪莉」的資料。

2. 介紹霍亂的傳染性及預防方法。

3. 怎樣預防小兒麻痺症？

4. 肝炎之可怕性為何？

5. 食品業工作人員得了傳染病應如何處理？

第 $5$ 章

# 食品與寄生蟲

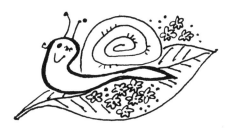

**本章學習目標**
- 瞭解寄生蟲的種類及特性
- 瞭解預防感染寄生蟲的方法

# 第一節　寄生蟲的定義

凡是一種生物，寄生於他種生物的體內或體外，取得食物及庇護，以營生或繁殖者，稱之為寄生蟲。被寄生的生物叫做宿主，宿主包括人及動物。致病性寄生蟲會使宿主受到外傷、中毒或機械性傷害。有的寄生蟲只是借住在宿主身上，並不發病；繼續傳到另一宿主才發病，則此不發病者稱之為中間宿主。

以人體為宿主的寄生蟲很多，所寄生的部位則以腸為主，也可在皮膚、血液、肺、肝等處寄生。寄生蟲使宿主生病的原因，可歸納為下列幾個因素：

1. 分泌毒素：如細菌一般分泌毒素，使宿主中毒。
2. 栓塞管脹：使微血管栓塞，並造成肝、膽等器官壞死。
3. 機械損傷：利用吸吮、刺入、鉤附、咬破等方式使宿主的腸胃潰瘍。
4. 奪取養料：吸取宿主的營養，使之吸收營養情形不良。

由於過去農村使用糞尿作為肥料，致使土壤及蔬菜常常帶有蟲卵，然後藉手經口而傳染。近年來則因多使用化學肥料，所以罹患率已顯著下降。但因寄生蟲的產卵量極大，多隨糞便排出，並經水、食物，和手等傳染，其傳染機會甚大，所以從事飲食工作的人，尤應注意及預防。以下即就常見的人體寄生蟲加以介紹。

# 第二節　附於蔬菜上的寄生蟲

## 一、赤痢變形蟲

A.外形：直徑 20～30 $\mu$，有偽足。主要寄生於大腸。

B.途徑：患者排泄物混入水或蔬菜內，或藉手經口而傳染。

C.消滅：加熱即可，或在含餘氯 4 PPM 的水中 30 分鐘內即死亡。

D.症狀：下痢、腸潰瘍。

## 二、蛔蟲

A.外型：雄蟲體長約 17 公分，雌蟲體長約 25 公分。雌蟲每日可產 20～25 萬個卵。成蟲大約可活 12～18 個月。

B.途徑：在土壤中發展至「傳染性第二期胚」，傳至人口──→腸壁──→靜脈──→淋巴──→肝──→心──→肺──→小腸。平均循環一次約 2 個月時間。

C.消滅：高溫(70°C)中數秒即死亡。

D.症狀：腹痛、下痢、發燒，幼蟲會引起盲腸炎、出血性肺炎、膽囊炎、腦膜炎。其是世界上蔓延最廣，傳染最烈的寄生蟲病，以往在台東及台北曾有兒童因蛔蟲寄生而致死的案例。

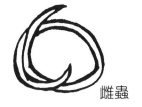雌蟲　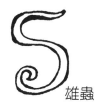雄蟲　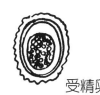受精卵

圖 5-1　蛔蟲

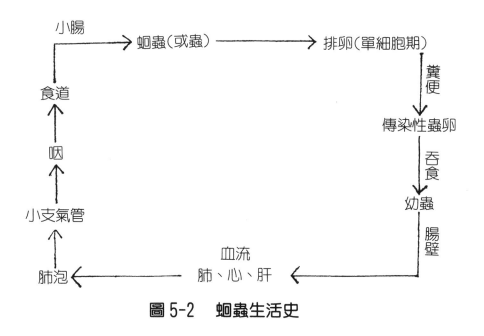

圖 5-2　蛔蟲生活史

### 三、鉤蟲

A.外型：雄蟲體長約 7 ～ 8 公分，雌蟲體長約 10～11 公分。雌雄每日可產 7000～28000 個卵。體型較粗，腹側各有一對鉤。

B.途徑：藉食物、水；或者是穿透手、腳皮膚──→經心、肺、食道──→小腸前端。

C.消滅：一般在糞便中僅能生存 75 日。在 70°C 下 1 秒鐘即會死亡。

D.症狀：吸人血，造成消化器官傷害，貧血、心臟衰弱、指甲變寬、皮色萎黃、體力日衰。小兒患者常致發育不良。

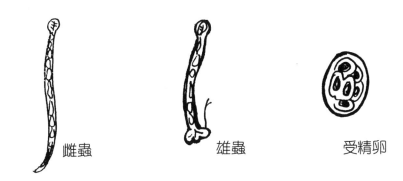

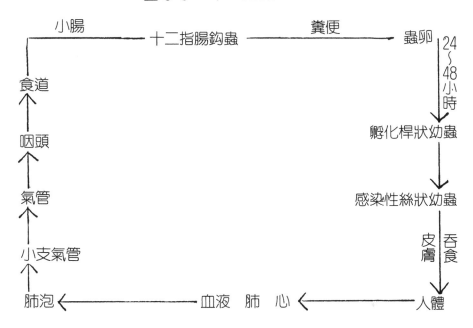

圖 5-3　十二指腸鉤蟲

圖 5-4　十二指腸鉤蟲生活史

## 四、蟯蟲

A.外型：體小而細如線頭，體長約 2～11 毫米(mm)。

B.途徑：

　　a.手抓肛門接觸蟲卵，誤送入口中；接觸受蟲卵污染之物品；或食用受污染之食品。

　　b.吸入含蟲卵的塵埃。

　　c.蟲卵在肛門區孵化成幼蟲後再返回大腸中。

C.消滅：晚間清潔肛門。避免食物受患者或塵埃污染。

D.症狀：成蟲晚間會至肛門排卵，甚至爬到胃、食道和鼻子，而有搔癢感，引起兒童用手抓，導致卵又回到體內。

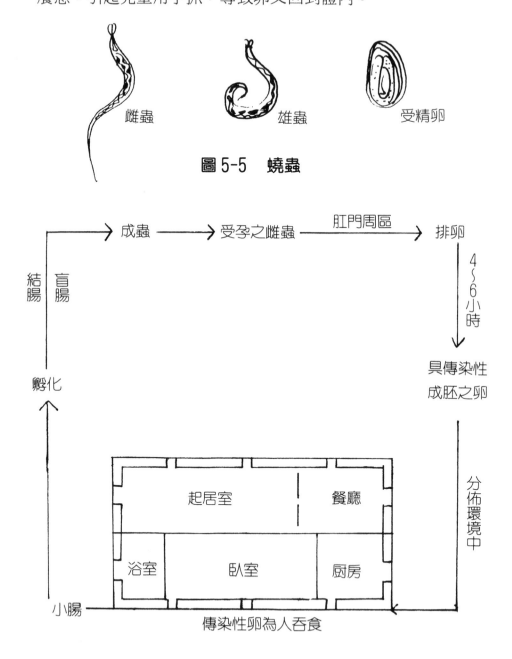

圖5-5　蟯蟲

圖5-6　蟯蟲生活史

# 第三節　由動物感染的寄生蟲

## 一、肺吸蟲

A.外型：如大豆般大。體外有厚鱗及棘刺，腹扁，腹部有吸盤。

B.途徑：寄生於蝦、蟹中，再食入人體。經腸——胸——肺。

C.消滅：熟食。

D.症狀：寄生於肺表。咳嗽、咳血（血痰）發熱，似肺結核。進入腦後會引起痙攣、癲癇。

## 二、肝吸蟲

A.外型：如一粒瓜子仁。

B.途徑：螺——淡水魚——人的肝、膽。

C.消滅：熟食。

D.症狀：貧血、下痢、腹水、夜盲、食慾不振。嚴重者有肝腫大、萎縮之現象。

## 三、日本血吸蟲

A.外型：雄蟲體長約 1.5 公分；雌蟲體長約 1.9 公分。俗稱血蛭病。

B.途徑：棲於水中如絲狀——寄生於蝸牛或螺絲中呈蝌蚪狀——經口、皮膚進入人體——肝——肺——脾——腦。

C.消滅：罹病後很難治癒。預防方法是避免赤足下田、生食螺肉，管制牛、羊等中間宿主，消毒患者的糞便。

D.症狀：

a.潛伏期：約一個月。皮膚發炎，有紅點、發熱、白血球增加。

b.排卵、痢疾期：約第五～七週。糞便中排出蟲卵，一日血便數十次，腹部脹大，四肢無力，持續約十週，貧血。其卵毒性很強，易造成潰瘍、肝硬化、脾腫大、闌尾炎。

c.組織增生、肝硬化期：肝臟逐漸纖維化，脾臟腫大，腸道變狹窄，產生腹水，壓迫心臟，病人無法消化吸收，貧血更嚴重。拖延 3 ～ 5 年至死，甚至有癲癇症的發生。

可服用藥物「安必納」，服用一週可痊癒，但無免疫性，易再發作。

## 四、有鉤條蟲（豬肉條蟲）

A.外型：頭部直徑約 1 毫米，體長約 2 ～ 7 公分，有四個大而深的吸盤（直徑約 0.5 毫米）。還有大、小二額鉤。

B.途徑：中間宿主是豬。食入生豬肉──→皮下，腦產生腫瘤。

C.消滅：熟食。豬肉體檢查。

D.症狀：不明顯。偶有腹部不適、消化不良、下痢、便秘交替。白血球增多、神經不安，偶有變成腹膜炎之情形。

## 五、無鉤條蟲（牛肉條蟲）

A.外型：無額嘴、無小鉤，成蟲寄生於小腸中，體長約 10～12 公分。

B.途徑：草食性動物之生肉──→人。

C.消滅：熟食。牛肉經冷凍處理。

D.症狀：發育期約 10～12 週。引起下痢，白血球增多，體重下降，闌尾炎。

## 六、旋毛蟲

A.外型：卵在人體中脫皮四次變成成蟲。

B.途徑：生豬肉（囊胞）──→十二指腸（出囊）──→空腸黏膜──→小腸黏膜──→子蟲移行至肌肉形成囊胞。

C.消滅：熟食。豬肉經冷凍處理。

D.症狀：

    a.成蟲侵入腸內──→腹瀉、噁心、多汗。

    b.幼蟲移行──→肌肉痛。

    c.囊胞形成──→無力，呼吸、語言困難，血壓下降。

輕者 4～6 週可恢復，重者可能在 2～4 週內死亡。

## 七、弓漿蟲

A.外型：彎月型。體長約 3～5 $\mu$。可分為單個，或集合外加膜兩種。

B.途徑：豬肉、蛋未熟──→中樞神經──→腦水腫。

C.消滅：熟食。

D.症狀：成人無明顯症狀。孕婦會流產或早產，蟲可移行至胎兒。嬰兒可能引起腦水腫、視網膜剝離。人、畜會共同傳染病。

# 第四節　預防感染寄生蟲的方法

預防感染寄生蟲的方法有：

一、必需熟食：大多數的寄生蟲，均可經高溫殺死。所以魚、肉、蔬菜均以熟食為佳。

二、撲滅帶菌昆蟲：撲殺蚊、蠅等害蟲，並防止其污染食品。

三、痰糞消毒：宿主之痰、尿、糞便中均易帶寄生蟲卵，所以應嚴格管理。並且不用糞便作肥料。

四、撲殺人類以外的宿主：除人以外的寄生蟲宿主，如無法治癒其病，

則應將之撲殺，並妥善處理其屍體、杜絕傳染的機會。

五、及時檢查治療，注意衛生：如發現罹患寄生蟲病，應及時治療，防止擴大傳染。

六、推行衛生教育：教導大眾認識寄生蟲，並且懂得如何預防。食品及食器應徹底清洗乾淨，一般來說，自來水及清潔劑可去除 90～97％的蟲卵。

# 習題五

1. 寫出蛔蟲、鉤蟲、蟯蟲之傳染途徑。

2. 豬肉與牛肉條蟲有何不同？

3. 防止寄生蟲感染的方法有哪些？

4. 同學們如果有寄生蟲感染的經驗，請提出與全班討論。

第 6 章

# 食品衛生與動物疾病及蟲害

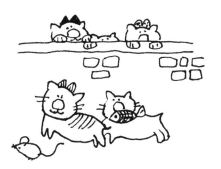

**本章學習目標**
- 瞭解與食品衛生相關的動物疾病及其預防方法
- 瞭解與食品衛生相關的蟲害及其預防方法

人以牲畜為食物，但牲畜的疾病很多，其中有 200 多種傳染病是人畜共同易傳染的。大約有 90 種左右為公共衛生相當重視的重要傳染病，病源體種類極廣。本章將就一次傳染者加以敘述。此外，在日常生活中會引起食品污染、中毒等的媒介物──鼠、蝨等蟲害，本章亦略加介紹。

# 第一節　與食品衛生相關的動物疾病及其預防方法

## 一、炭疽（脫毛症）

A.家畜宿主：反芻類、馬、豬。

B.介紹：為對人畜危害最大的烈性傳染病。病原體是炭疽桿菌，好氣性，一般在 55～58℃，經 10～15 分鐘就死亡，但形成芽孢後，抵抗力增強，140℃，三分鐘乾熱；或者是 100℃，蒸汽 5 分鐘才能殺死。

C.傳染：由傷口侵入。

D.潛伏期：4 個月左右。

E.症狀：被侵入處浮腫、潰瘍──→淋巴腺炎──→敗血症（死亡）。

## 二、布魯氏菌(Brucella)

A.家畜宿主：牛、羊、豬（乳品）。

B.介紹：對雄性動物產生睪丸炎、關節炎。對雌性動物會造成流產。

C.傳染：經乳、屎、尿、肉傳染。部份亦可經皮膚、氣管傳染。

D.潛伏期：3～60 天。

E.症狀：腸熱症。可以抗生素來治療。

## 三、野兔病

A.家畜宿主：主要為兔子。

B.介紹：球狀、革蘭式陰性（G⁻）。

C.傳染：由皮膚、黏膜侵入。

D.潛伏期：3 天左右。

E.症狀：惡寒後發熱，長膿疱、瘡瘍。

## 四、結核病

A.家畜宿主：主要為牛。

B.介紹：牛型肺結核菌。

C.傳染：經口。

D.潛伏期：屬慢性病症，小孩較易傳染。

E.症狀：如肺結核。有 7 % 的肺結核死者的病源是牛。

## 五、豬丹毒

A.家畜宿主：主要為豬、羊、牛、馬，有時雞亦會感染。

B.介紹：革蘭氏陽性（G⁺）。

C.傳染：經皮膚創傷，食用生病之豬肉、內臟，較少因食用乳品而感染。

D.潛伏期：不明瞭。

E.症狀：敗血症、關節炎、心臟障害，身體局部呈赤色紅斑。

## 六、其他

1.口蹄病：牛乳傳染。

2.放射菌病：食入動物之乳，肉而感染。顏、頸部皮膚有慢性化膿

性肉芽腫。

3.葡萄菌病：症狀如上。由馬、駱駝傳染。

4.破傷風、狂犬病、天花：由皮膚接觸傳染。

5.牛乳房炎：引起喉痛及敗血症。

## 七、對動物性疾病的預防方法

1.家畜、家禽應做健康檢查。

2.對於畜肉及乳品應做檢疫、及殺菌處理。

3.屠體必須做安全、衛生檢查。

4.生乳應殺菌、再行飲用。

5.養成熟食之習慣，勿生食。

6.不食來路不明之肉與乳品。

# 第二節　與食品衛生相關的蟲害及其預防方法

## 一、鼠

1.全世界的鼠類約有 2000 餘種，其繁殖非常迅速，懷孕約三週即可生
產。平均一次生 8 隻，二個月左右即成熟。

2.棲息於地下水道、食品倉庫中。若聚集密度高時會有狂暴性。

3.可造成鼠疫、鼠咬病、鼠蝨等病。

4.防止法：

(1)以藥物、捕鼠器等方法撲殺。

(2)食物予以加蓋，防止污染。

(3)垃圾及廚餘，妥善處理。

## 二、蝨

1.全世界約有一萬種以上,廣泛存在各類食物中。

2.溫度 20°C,相對濕度 75%以上,含水率 13%以上時極易繁殖。

3.防止法:

  (1)包裝:密封。塑膠包易被咬破,所以以鋁箔包較為安全。

  (2)除濕:含水率 10%以下,相對濕度 60%以下,即可防止蝨蟲寄生。

  (3)加熱:70°C以上即可消滅,這是最佳的滅蝨法。

  (4)冷藏:食品凍結後可迅速滅殺蝨蟲。在 0°C～10°C間蝨蟲僅是無法增殖而已。

  (5)殺菌劑:只可用在外部。以低毒性有機燐系殺蟲。

# 習題六

1. 對動物性疾病之預防方法為何？

2. 家居中如何防治老鼠橫行？

3. 最佳滅蝨法為何？

4. 家居中有什麼疾病係由動物或蝨蟲傳染？

第 **7** 章

# 食品之腐敗

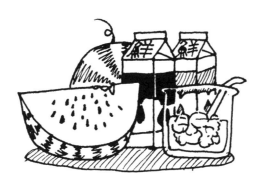

**本章學習目標**
- 瞭解食品腐敗的原因
- 瞭解防止食品腐敗的方法

# 第一節　食品腐敗的定義

任何事物總是不停地變化，食物的質量也是如此。當食物的質量變化到對人體有害時，即稱之為變質的食物。食物從生產、加工、運輸、銷售、儲存，到消費食用，經過了很多的環節，而在每個環節中都有發生變質的可能。變質的原因很多，主要是由於食物本身具有的性質與外界的影響，以及兩者相互作用的結果。當食品中含多量的微生物，又遇到適當的環境，微生物即在食品中繁殖。在達到某一程度時便開始分解，使得食物失去了可食性，此一現象即稱之為腐敗。

食品腐敗變質的原因，是食物中的微生物和酶，在一定的溫度和濕度下的作用。大部份來說，食物的腐敗變質是由微生物所引起，微生物在繁殖期間，還能夠產生一些酶，例如蛋白酶、脫氨酶等。這些酶能夠把複雜的高分子有機物分解為簡單的低分子物質，從而使食物腐爛變質。而高溫、高濕能促進微生物的繁殖和增強酶的活性，加速食物的腐敗。

# 第二節　食品腐敗的現象

食品在腐敗變質之後，不論色、香、味，及外型各方面或多或少都會有一些改變。一般來說腐敗的現象可歸納為以下幾點：

(一)腐敗臭味：食品腐敗之後會產生各種臭味。例如胺味、氨味、酸敗味，刺激味、霉味、酒精味、乙醚臭味。

(二)變色：色澤改變。變深或淺，甚至有螢光色產生。

(三)著色：沾染上其他的顏色。

㈣褪色：色澤變淡，變白，或變暗。

㈤光澤：外表變得灰暗、無光澤。

㈥固體變化：固體由硬變軟，產生黏液，喪失彈性。

㈦液體變化：由原本的狀態變為沈澱、混濁、產生氣泡。

㈧食物：食入口中，有異味刺激的感覺，喪失原來的風味。

# 第三節　食品之保藏

　　食物保藏的目的就是透過各種方法使食物能經受長時間保存而不變質。針對食物腐敗發生的原因，有效地採取防止食物腐敗的措施，抑制微生物繁殖和降低酶的活性。根據這個原理，食物防腐的方法有以下幾種：

## 1. 加熱法

　　食物經過加熱處理，可經久藏而不易腐壞。

(1)煮沸法：一般細菌在攝氏六十度以上，均會死滅。但內孢子卻能生存於 100°C 溫度中。酸性食品(PH 3～4 之間)加熱到 100°C，可以把細菌和內孢子全部殺死。

(2)高壓高溫滅菌法：PH值在 4.5 以上的食物，須在 15 磅壓力下，加熱120～126°C的蒸氣中處理 12～90 分鐘，即可防腐。此法雖能消滅微生物，但同時也能破壞食品的香味。

(3)巴氏低溫消毒法：由巴斯德發明。用較低溫度即可殺死不形成內孢子的細菌。在 62°C進行 30 分鐘可殺死細菌而不改變酒的醇味。又可應用此法消毒牛奶，在 62°C進行 30 分鐘，或是在 71°C進行 15 秒，不致影響牛奶的味道及品質。

## 2. 低溫（冷藏）法

(1) 0°C 時水結成冰，細菌不能活動，內孢子不萌發，食物可保持新鮮。

(2)零下 10～18℃之間，細菌的活動完全停止，貯藏肉類可保存數週至數月不腐。

(3)冰箱的冷藏溫度在 10～15℃之間，食物可保持數日不壞。

## 3. 乾燥法

(1)經過脫水的乾果、魚乾、奶粉等食物，所含水分甚少，細菌不能生長，所以能夠持久不壞。

(2)若乳、肉、卵等所含水分低於 10%，蔬菜水果的水分低於 20%，就不會腐敗了。

## 4. 醃漬法

鹽、糖等都能限制細菌的活動，使細菌析出水分。醋能增加PH值，都可用來醃漬食物，保持不壞。

## 5. 放射線照射法

利用紫外線、X射線及伽瑪射線等照射食物，可被存於食物中之細菌的DNA吸收，而促使菌體破壞，防止食物的腐敗。

依據食物的特性，其保藏的方法各有不同，以下係各類食物的保藏方法:

## 1. 農產品的保藏

(1)蔬果採收後仍為生活體，保藏要點為降低生化活性，不使糖類劣變。

(2)勿使之有機械性的損傷。不妨害細胞適度的活性。

(3)防止老化，阻止異化作用。

(4)防止微生物，如黴菌的傷害。

(5)低溫抑制酵素活動，防止「自我變質」。隔絕空氣亦可達到此一效果。例如泡鹽水。

(6)個別包裝，防止機械損傷。選用易透氣、散水的包裝。

(7)保藏濕度維持在 80～90%，溫度則在 0～1℃之間。（香蕉、蕃茄、柑

桔除外）。

2.魚、貝類的保藏

　(1)魚、貝類捕獲後，立即成為死體，很快就會腐敗，所以應注意降低溫度保存。

　(2)除去內臟，用碎冰充分覆蓋接觸，除去浸液，可保存二週左右。

　(3)所使用之冰塊必須經過檢驗。大腸菌是否呈陰性反應，無污染者，才可採用。

　(4)魚因有外皮保護，所以可以用冰塊保藏，肉類因其細胞直接與冰接觸，會使水份進入肉內，所以不適用此法。

3.食用肉類的保藏

　(1)與魚、貝類相同，供食用的死體，需立刻冷藏。

　(2)保存在零下 10°C以下。

　(3)存放之容器必須衛生。

　(4)運輸時，需使用有冷凍設備之卡車，以維持其溫度。

# 習題七

1. 最常用之食品保存法為何？

2. 冷凍食物能殺死細菌嗎？

3. 你認為以放射線照射法來保存食物之優缺點如何？

4. 什麼食物不宜冷藏？

5. 蝦子如何保存才能新鮮不變質？

# 第 8 章

# 食品添加物

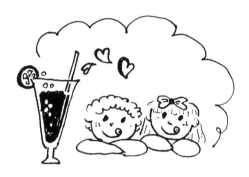

**本章學習目標**
- 瞭解食品添加物的功能
- 瞭解食品添加物的種類
- 瞭解使用食品添加物的原則

# 第一節　食品添加物的定義及功能

## 一、定義

　　食品在製造、加工、調配、包裝、運送、貯藏等過程中，用以著色、調味、防腐、漂白、乳化、增加香味、安定品質、促進醱酵、增加稠度、增加營養、防止氧化，或其他用途，而添加或接觸食品之物質，統稱為食品添加物。由以上的定義可知，食品添加物的範圍包涵甚廣，其係在食品操作過程中有意添加入食品中的非食品本身之物質。這些物質可以是營養素，亦可以是非營養素；可以有生理活性，亦可以無生理活性。若是有生理活性而有害人體時，其使用量即不可以超過國家衛生標準規定的最高使用量。有些添加物係以本身的狀態存在，有些則與食品起化學變化，而改變存在狀態，例如保色劑、著色劑長期存在食品中；鹽酸、硫酸若直接攝食會對人體有害，但在製作醬油時加入，因其會被中和，所以可以利用。

## 二、化學藥品作為食品添加物的條件

　　一般來說，作為食品添加物用的化學藥品，應符合以下幾項要求：
1.依照通常的使用方法，對人體是十分安全的物質。
2.加入食品中不會與食品起作用而產生有害健康之物質的藥品。
3.化學名稱及製造方法詳盡明白者。
4.化學實驗資料完整者。（包括性狀、純度、變化、定性、定量試驗）
5.毒性、致癌性等試驗，至少應有二個機構提供完整之研究資料。

## 三、食品使用添加物的目的

1.保持食品的營養價值。

2.保持食品的優良品質及穩定性。

3.改進食品的風味及外觀。

4.使特殊目的之食品，具備必需的成份。

5.在食品加工時，有密切的幫助。

## 四、食品添加物的十大功能

1.作為防腐劑：

   (1)防止或延遲微生物的破壞。

   (2)防止或延遲化學變質。

   (3)控制昆蟲的擾害。

2.作為營養補助劑：

   (1)維生素類。

   (2)胺基酸類。

   (3)礦物質類。

   (4)熱量供應物類。

3.作為調色劑：

   (1)天然色素。

   (2)人造色素。

4.作為香味劑：

   (1)人造香精。

   (2)天然香精。

   (3)香味增強劑。

5.食品關鍵性調和劑：

(1)控制膠體性。

(2)定型。

(3)催熟。

6.食品功能補助劑：

(1)衛生。

(2)脫皮。

(3)消泡。

(4)螯合。

(5)改進酵母食品。

7.水份控制：

(1)防止結塊。

(2)水份保持。

8.食品PH值控制：

(1)酸類。

(2)鹼類。

(3)鹽類。

(4)緩衝劑。

9.生理功能控制：

(1)催熟。

(2)抑制生理活力。

10.發生食品散佈之氣體壓力。

# 第二節　食品添加物的種類

食品在生產、加工、包裝、貯藏等過程中所使用的添加物，可概略分為以下三種：

1.有意義之添加物：

(1)法定添加物，約有 330 種。

(2)非法定添加物，其量或範圍不合使用者。

2.無意義之添加物：

(1)殘留農藥，附著在果蔬上者。

(2)容器、包裝溶出之物質，例如甲醛、鋅、錫、氨等。

(3)誤用。工業上誤用，或者是疏忽看錯等。

3.污染物質：

(1)魚、貝類之汞、鎘。

(2)黴菌產生之有毒物。

(3)多氯聯苯、放射線物質污染。

我國對於食品添加物的分類法，係將其概分成十八種：

1.防腐劑，2.殺菌劑，3.抗氧化劑，4.漂白劑，5.保色劑6.膨脹劑，7.品質改良、釀造、食品製造用劑，8.營養添加劑，9.著色劑，10.香料，11.調味劑，12.黏稠劑（糊料），13.結著劑，14.食品工業用化學藥劑，15.口香糖、泡泡糖基劑，16.溶劑，17.乳化劑，18.其他。

以下介紹幾種常用的添加物及其使用方法：

# 一、人工甘味劑

㈠糖精：由甲苯製成。白色晶體粉末。味甚甜，在 10000 倍的水中仍有甜味。其甜味為蔗糖的 500 倍，我國只限用在話梅、金棗的製造中，及糖尿病患者使用。

㈡糖精鈉：又叫溶性糖精，其他性質與糖精略同。

㈢甘素：無色或白色晶粉。在 3000 倍水中仍有甜味。甜味為蔗糖的 250 倍。不溶於水，日本廣用於各食品中，美國已禁用,因其易引起肝癌。

㈣美果素：白色晶粉。易溶於水，在 1000 倍水中仍有甜味。其甜味約為蔗糖的 30 倍，易致癌。

# 二、保存劑

作為保存劑之基本條件為：

1. 任何條件下都不會傷害到消費者的健康。
2. 無味、無臭，不會改變食品之品質。
3. 無刺激性。
4. 不含抑制消化酵素。
5. 在人體中不會演變出更高毒性之物質。
6. 具有簡單的測定及使用方法。
7. 微量使用即能產生大功效。

常見的保存劑有以下幾種：

㈠安息酸（苯甲酸）：白色針狀結晶。略臭，不溶於水。日本可用於醬油中，但台灣規定不可。

㈡安息酸鈉：白色粒狀結晶。無臭、易溶於水。

㈢柳酸（水煬酸）：白色針狀結晶。無臭，不易溶於水。禁用於醬油、味噌、黃蘿蔔中。若服用 10 g 以上即會中毒。

㈣去氫醋酸：白色結晶粉末。不易溶於水，無吸濕性。用於純瑪琳，養樂多、味噌之中。

㈤甲基萘醌：明亮黃色晶體。無臭，有刺激性香味，對光不安定，對革蘭氏陰性菌抗菌作用弱。

㈥二氧化硫、亞硫酸鹽：保存蔬果，防止褐變。

㈦硝酸、亞硝酸納鹽：可固色及抑制微生物。

## 三、抗氧化劑

分為抗氧劑（大部份為酚類），及抗氧化協助劑（大部份為酸類）二種。常見的有 BHA, BHT, NDGA 等。

## 四、抗生素

抗生素的用途有二：

1. 延長新鮮期，以便運輸。

2. 降低罐頭製作之熱操作。

常用的抗生素有以下幾種：

1. 硼酸、硼酸鹽（硼砂）：致死量是成人 20 g，小孩 5 g。連續攝取將造成妨礙消化酵素的吸收。因其防腐力弱，所以常常會被多量使用。

2. 福馬林：防腐力甚強。若不當使用會造成頭疼，消化器官障礙。

3. 昇汞($HgCl_2$)：為強力殺蟲劑、消毒藥。毒性極強，攝入 0.5 g 即可致死。

4. 氟化氫(HF)：可抑制醱酵作用。多用於油、乳製品。毒性極大，可侵害腸及膀胱黏膜。

# 第三節　食品使用添加物的原則

　　食品添加物本身不是食物，不含食品的原有成份，也不一定有營養價值，如果使用不當，就有可能會對人體健康造成危害。所以添加物的使用必須遵守一些原則。

## 一、使用添加物的原則

　　1.食品加工製造時，不可或缺者。

　　2.用於維持食品之營養價值者。

　　3.防止食品腐敗變質或化學變化者。

　　4.美化食品，增加商品價值者。

　　5.其他對消費者有利者。

　　添加物的使用絕不能依據下列情形而採行：

　　1.掩飾粗劣技術製造之食品者。

　　2.因使用劣質原料而以使用添加物為手段，欺騙消費者。

　　3.使用會降低食品之營養價值者。

　　4.可不使用，但為節省成本而使用添加物者。

## 二、使用添加物應注意事項

　　1.使用前：

　　　(1)儘可能不用或少用添加物。

　　　(2)注意標示。包括日期、用量等。

　　　(3)檢驗其是否有變質。

　　　(4)查明食品是否已添加，以防止添加過量。

2.使用時：

(1)符合政府規定之「食品添加物使用範圍及用量標準」。

(2)與其接觸之人、地、物，應保持清潔。

(3)與其接觸之物，不得與添加物產生化學反應。

3.使用後：

(1)剩餘品應隔離保管，專人管理，以免誤用。

(2)使用添加物之資料應列冊保管，供衛生機關檢查之用。

(3)除檢驗成品外，還需做經時變化及效能之試驗，以做為日後的參考。

添加物的安全性，包括了一、本身的安全性，及二、所含不純物質之安全性二方面。通常添加物的毒性，以「$LD_{50}$」來表示。其係指半死量，即攝食一次後,試驗動物會死亡的統計數值之一半。若$LD_{50}＝5$ g／Kg以上者，表示其無毒；因此$LD_{50}$數值愈小，則其毒性愈大。

若食品添加物的使用，出現下列情形時，就是違法使用：

1.違反「食品添加物使用範圍」之規定。

2.雖合於使用範圍，但卻違反用量標準之規定。

3.食品包裝上之標籤，未標明添加物的名稱、含量，及規格。

通常在使用添加劑時，易引起中毒的原因有：

1.使用不良添加物而引起中毒。

2.添加物使用不當或添加過量。

3.添加物本身引起慢性中毒。

4.添加物被不純物質污染。

各種食品添加物都有特有的性質和功用，在使用方法上也有很多限制。如果使用得法，可使被添加的食品大為增色，但若用法不當，也會造成食品的質量下降，甚至有的完全不能入食。因此，必須好好的掌握食品添加劑的使用方法，才能使添加劑在改善食品質量上,發揮其應有的作用。

# 習題八

1.何謂無意義之添加物？

2.防腐劑完全不可用嗎？最佳之防腐劑是什麼？

3.添加物怎樣用才算是違法使用？

4.使用添加物之前要注意什麼？

5.常用的天然色素有哪些？全班討論之。

6.我國准許食品添加糖精嗎？

第 $9$ 章

# 洗淨、消毒及殺菌

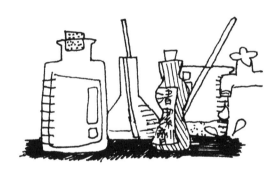

**本章學習目標**
- 瞭解洗淨、消毒及殺菌的意義
- 瞭解各種洗淨、消毒及殺菌的方法

# 第一節　洗淨、消毒及殺菌的意義

食品及盛裝食物的器具，難免都會沾附上一些污物、細菌及雜質。同時，參與食品製作調理的從業人員，以及生產的環境，都可能存在著污染食物的病原。因此，為了維護食品的安全與衛生，視不同的情況對食品、食具、從業人員，及生產環境，施予洗淨、消毒、殺菌等措施，是非常重要的一件事。

「洗淨」的目的是去除掉附著在食品原料上的污物、農藥、肥料、細菌、寄生蟲卵、昆蟲、化學原料，以及其他的附雜物。此外，洗淨也是維護食品生產、加工與貯存場所的環境衛生，以及食品包裝器具及銷售設備之衛生的重要方法。

「消毒」與「殺菌」的目的則是消除或殺滅存在於洗淨過後之器具、設備、環境……等中的病原菌，防止污染的事件發生。

洗淨、消毒及殺菌都是食品安全與衛生的管理，及控制微生物生長的基本方法，徹底執行，即可維護食品的安全與衛生。

# 第二節　污物與清洗

## 一、污物

所謂的污物是指「存在於不該存在的地方之物質」。例如：頭髮係人體的一部份，如存在於食物中即成為污物。食品中的污物，種類繁多，一般可將其歸納為有機物及無機物兩大類。

## 1.有機物

(1)微生物。例如：細菌、黴菌、酵母菌。

(2)蛋白質類。例如：肉屑。

(3)脂肪類。例如：植物性油。

(4)醣類。例如：澱粉。

(5)其他。例如：毛、髮。

## 2.無機物

無機鹽類。例如：鎂、鐵等鹽類、土壤、砂石。

## 二、清洗

清洗的主要目的是去除掉洗滌物上所附著的污物。所以整個清洗的過程包括了洗滌物、污物、洗滌力與媒體四大部份。以清洗蔬菜為例子，蔬菜即是洗滌物；其上所沾附的土壤、細菌、砂石等即是污物；而洗滌力是指沖洗、刷洗等作用的效力；媒體所指的則是整個過程中用來清洗的東西，例如水、洗潔劑等。由於食品業中要清洗的東西，種類很多，其所沾附的污物也不盡相同，為了達到最大的洗滌力，謹慎選擇洗滌媒體，及採用正確的清洗方法，即成為一件重要的工作。

# 第三節　洗滌的方法

食品業所採用清洗器皿、器具、設備，與設施的洗滌方法，因洗滌物的性質，及其所沾附的污物之不同而有所不同。一般而言，大致可分為手洗、浸漬、機械、高壓清洗等四種方法。

1.手洗：多用於器皿、器具，或設備表面，地板的清洗。

2. 浸漬：多用於器具、器皿的清洗。例如超音波洗碗機。

3. 機械：主要用於器具、器皿的清洗。例如洗碗機。

4. 高壓：主要適用於設備表面。其原理係利用高壓所產生的衝擊力來洗滌。

## 一、影響洗淨的因素

洗滌物在採用適用的洗滌方法之後，其洗淨的效果會受到下列因素的影響：

1. 洗潔劑的選擇。

2. 作用時間：其會影響洗潔劑與污物接觸的作用力。

3. 洗潔劑濃度：其會影響到污物的分離與溶解。

4. 洗滌方法：與污物的分離、分散有關。

5. 水的性質：與洗潔劑的活性有關。

6. 溫度：溫度較高，可提高作用力，並且降低洗潔劑使用的濃度。

## 二、洗潔劑

由前述影響洗淨的因素中可知，洗潔劑對於洗淨效果有很大的影響。因此，我們必須對洗潔劑有所瞭解，才知該如何選用適用的洗潔劑，以達到最大的去污效果。

洗潔劑依據使用時溶液的酸鹼度(PH值)，可分為酸性、中性、弱鹼性、鹼性，及強鹼性五種。若依據其性質則可分為無機洗潔劑、界面活性劑，與特殊洗潔劑三種。

### 1.中性洗潔劑

A.用途：多用於清洗毛、髮、衣物、食品器具，及食品原料。或者是在物品受到腐蝕性限制時使用。

B.特性：對皮膚的侵蝕及傷害性很小。

2.酸性洗潔劑

    A.用途：主要用於器皿，設備的表面或鍋爐中的礦物沈積物，如鈣、鎂等的洗滌。

    B.特性：具強烈腐蝕性，會傷害皮膚。常用的有硫酸、磷酸、硝酸、草酸、醋酸等。

3.鹼性洗潔劑（包括弱鹼、鹼性，及強鹼性洗潔劑）

    A.用途：主要用來洗滌中性洗潔劑不易去除之污物。例如蛋白、燒焦物、油垢等。

    B.特性：洗淨力強，但具有強烈腐蝕性，對皮膚的傷害極大。常用的有苛性納（氫氧化納）、大蘇打（碳酸納）、小蘇打（碳酸氫納）。

    若依性質區分其種類及用途，洗潔劑則可分為下列三種：

1.無機洗潔劑

    A.用途：器具、容器的清洗。

    B.特性：無機洗潔劑包括鹼性及酸性洗潔劑，其洗淨力強，但對皮膚、金屬均具有強烈的侵蝕性。

2.界面活性劑

    A.用途：多用作消毒及殺菌劑，及洗滌油脂性污物之用。

    B.特性：由二種或二種以上的基團所組成，通常可分為疏水性基與親水性基兩部份。界面活性劑的種類很多，各有不同用途。

3.特殊洗潔劑：

    A.用途：具有特殊功能或目的，除具洗淨效能外，還具有殺菌力。

    B.特性：通常由幾種不同性質的洗潔劑配成。

    洗潔劑的種類繁多，到底哪一種才是最好的呢？一般來說，理想的洗潔劑應具備下列的特性：

    1.濕潤性：降低污物附著的表面張力，使水滲透。

2.乳化性：使油脂乳化。

3.溶解性：溶解蛋白質。

4.分散性：使污物均勻分佈在清洗液中。

5.脫膠性：使污物不會凝集。

6.軟化性：軟化硬水。

7.緩衝性：保持清洗溶液呈中性狀態。

8.無刺激性：不會刺激皮膚。

9.安全無毒：不會危害人體。

10.洗滌性：易於漂洗。

以上列出了理想的洗潔劑之性質，但是事實上，絕沒有任何一種洗潔劑能夠完全符合。因此，在選擇或調配清潔劑時應依據實際的需要及使用目的，而加以調整。一般而言，洗潔劑的選擇需考慮下列事項：

1.各種洗潔劑的性質。

2.所使用的對象。包括洗滌物及污物的性質。

3.清洗方式。

4.成本。

5.洗淨力的要求。

6.管理及使用上的難易度。

## 三、水

水在洗滌的工作上，與清潔劑一樣，亦扮演極重要的角色。水可以幫助洗滌的進行，但其具有的某些特性亦可能妨礙洗滌的工作。現分述如下：

水在洗滌中的用處：

1.溶解污物。

2.清除分離污物並且帶走清潔劑。

3.利用機械作用的震動力去除污物。

水在洗滌中的缺點：

1. 可能含有疾病的病原菌，引起食物中毒，或經口的傳染病。
2. 含有金屬離子懸浮物，會在洗滌物的表面沈積，產生有色沈澱。
3. 含有鈣、鎂等鹽類的重水，會減低洗潔劑的活性，並且產生沈澱污垢。
4. 對油脂類的污物，其溶解力與分散力較差。
5. 表面張力太高。

所以，雖是洗滌用的水，亦需謹慎處理，才能發揮其在洗滌工作上的長處，減少其對洗滌工作的傷害。

# 第四節　消毒與殺菌的方法

凡是將微生物殺滅，使其減少的過程，統稱為殺菌。殺菌是管制微生物，減少其數目最有效的方法。一般可分為滅菌與消毒兩種。滅菌是指將所有的細菌完全殺滅，使之成為無菌狀態，又可稱之為完全滅菌。消毒則是將有危險性的感染原去除。所以經過消毒後，仍會有非病原菌的存在。

消毒、殺菌的方法，依其作用形式可分為物理方法與化學方法兩大類。前者是以熱傳導為主，後者則是以藥物處理。現分述如下：

## 一、物理方法

### 1. 熱

一般常用的熱消毒法有煮沸消毒法與蒸氣消毒法兩種。

(1)煮沸消毒法：

　a.用途：其是最早使用的消毒殺菌法。適用於小型器具、容器、餐具、調理器械等的消毒。

b.方法：將物品置於沸水中加熱，保持一定溫度並持續一段時間。

(2)蒸氣消毒法：

a.用途：食品工廠的管路清洗，小型器具、食器、調理器等，或調理枱面的消毒。

b.方法：高壓蒸氣、常壓蒸氣。

2.紫外線

a.用途：調理場所及貯存場內的空氣及水、容器、器具、刀、砧板等器材的殺菌。

b.方法：利用波長在 210 nm～296 nm間的紫外線殺菌燈照射。

## 二、化學方法

1.氯及氯化物

a.用途：食品原料、設備及機器表面的消毒。

b.方法：稀釋成適當濃度的水溶液浸漬，噴霧。

c.特性：有效，但具殘留性，氣味會殘留在物體上，對細菌的殺菌力強，但對芽孢的殺菌力較差。

2.碘及碘化物

a.用途：機器、皮膚、手指的殺菌消毒。

b.方法：稀釋成適當濃度浸漬、散佈。

c.特性：在酸性溶液中殺菌力強，對皮膚無腐蝕性及刺激性。

3.界面活性劑

a.用途：手指消毒、機器及室內環境的殺菌消毒。

b.方法：稀釋成不同濃度使用。

c.特性：一般的使用濃度下，無臭味、無毒性。殺菌力與抑菌力很強。對皮膚無刺激及腐蝕性。但殘留量難以測定。

## 4.其他

其他常用的殺菌、消毒劑還有酒精、過氧化氫、硼酸……等化合物。

## 三、消毒劑的選擇

一般而言，好的消毒劑應包括下列功能：

1.廣效性：能殺死多種細菌。

2.殺菌力強：低濃度，短時間下即可迅速殺死細菌。

3.安定性，使用時不會受到外界因素如PH值、溫度、有機物……等的影響。

4.作業性良好：不會著色、變色、無臭味、不殘留，對皮膚無刺激及腐蝕性。

5.無侵蝕性：不會侵蝕被消毒物體的表面。

6.安全性：不傷害人體。

7.無污染性：使用時不會污染環境。

8.成品在製造時安定，能長時間保存。

依據以上描述，即可歸納出在選擇消毒劑時，應考慮的條件：

1.廣效性。

2.殺菌力強。

3.無毒。

4.操作、使用、管理皆很方便及容易。

5.不會刺激皮膚、無腐蝕性。且具有長效性。

6.無臭、無味，不會著色及變色。

7.不會令微生物產生抗性。

8.價錢便宜。

# 第五節　洗淨、消毒與殺菌應注意之事項

　　洗淨、消毒與殺菌最大目的在於消除會引起污染的病原，確保食品的安全與衛生。在執行時必須小心謹慎，且貫徹實施，才能充分發揮其功能，並防止相互污染的情形發生。依據洗淨、消毒與殺菌實施的對象，現將其在執行時應注意之事項分述如下：

## 一、器具及容器

1. 洗滌後必須把洗潔劑沖洗乾淨，再以熱水、蒸氣或含氯溶液消毒一次。
2. 金屬製器具，若以含氯消毒劑消毒，必須充分水洗，然後乾燥，以防生銹。
3. 合成樹脂製成之器具，其損傷、刮傷的表面易附著食品殘渣而滋生微生物。所以應特別仔細清洗。
4. 塑膠製品與耐熱性差的器具，不可用高溫來消毒殺菌。宜採用化學方法消毒。

## 二、調理機械

1. 一般性污染以中性洗潔劑及氨水擦抹後再以清水沖洗乾淨。
2. 難洗的污物或油性污物，先以有機溶液使污物脫離，再以清水沖洗。
3. 變色部份可用研磨材料擦亮，再用清水沖洗。
4. 生銹部份可用除銹劑去除或以濃度 15% 的硝酸除去。

## 三、從業人員

1. 徹底洗淨、消毒雙手。
2. 熟食調理人員之手部應每隔 30 分鐘消毒一次。
3. 需要高度無菌作業的場所，其員工應戴上用畢即丟的塑膠手套。同時每隔 30 分鐘消毒一次。

# 習題九

1.何謂污物？舉例說明。

2.酸性洗潔劑之用途及種類？

3.舉例四種洗潔劑，討論其用途及優缺點。

4.怎樣才算好的消毒劑？

5.餐飲從業人員在洗淨、消毒、殺菌方面應注意之事項有哪些？

第 $10$ 章

# 餐具的清洗管理

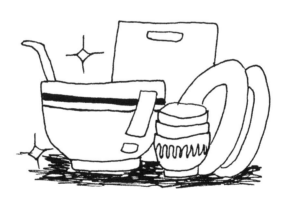

**本章學習目標**

● 瞭解餐具清洗管理的重要性

● 瞭解餐具清洗管理的方法

# 第一節　餐具清洗管理的重要性

　　餐飲業中所使用的杯、盤、碗、筷、匙、刀、叉等餐具,除了用來裝端食物及飲料,提供進食之用外,還具有增進用餐氣氛、襯托菜餚美觀、提高食慾等功用。但是這些餐具,由於經常被許多人循環使用,若是不注重衛生,可能由於傳染病患者的使用、不潔的抹布或手的接觸,以及灰塵、蒼蠅的沾附等原因而受到細菌污染,進而成為傳染病的媒介。因此,對於餐具認真洗滌、徹底消毒,是確保飲食衛生與安全的重要措施之一。

　　要使餐具保持清潔衛生,必須先擁有完善的洗滌及保存系統。亦即必須要有正確及適當的洗淨、消毒步驟,以及完善的貯存藏所。餐具的清洗一般都在廚房內進行,這樣不僅容易造成餐具的污染,同樣的也會污染到食物。因此餐具的進出路線,與洗滌場所的大小位置,必須詳加規畫才能避免相互污染的情形發生。餐具在洗淨、消毒之後應存放在特定的餐具廚櫃中,以防蟑螂、老鼠、蚊蟲、蒼蠅等的污染。此外存放用的櫥櫃亦應定期清洗,並隨時保持乾燥,才能完全保持餐具之清潔衛生。

# 第二節　餐具洗滌的程序與方法

## 一、餐具洗滌的程序

　　一般而言,良好的餐具洗滌程序,包括了三個步驟:

1. 預洗

　　(1)目的:有效達到洗淨目的、節省洗潔劑、用水量及時間。

(2)步驟：

　　a.刮去餐具上的殘留菜餚、大塊污物。

　　b.將餐具分類，相似的堆積在一起。

　　c.擦拭或用水加壓漬洗，除去固狀污物，及部份油脂性污物。

　　d.將餐具裝架（以機器清洗時）或放入下一個洗滌槽。

2. 清洗

(1)目的：去除附著於餐具表面的污物，減輕消毒時的負擔。

(2)步驟：可分為人工和機器清洗兩種方法。詳細內容請參閱餐具洗滌
　　的方法。

3. 消毒

(1)目的：確保餐具衛生，保障顧客的安全與健康。

(2)步驟：可分為物理及化學藥劑處理兩種方法，請參考前章。

我國法令規定的有效殺菌法，如下表（請見次頁）：

（抹布、毛巾除煮沸、蒸氣兩種方法外，其他均無法有效殺菌）

| 種類<br>方法 | 餐　　具 | 抹布、毛巾 |
|---|---|---|
| 煮沸殺菌法<br>100℃之沸水 | 煮沸 1 分鐘以上 | 煮沸 5 分鐘以上 |
| 蒸氣殺菌法<br>100℃之蒸氣 | 加熱 2 分鐘以上 | 煮沸 10 分鐘以上 |
| 熱水殺菌法<br>80℃以上之熱水 | 加熱 2 分鐘以上 | ——— |
| 氯液殺菌法濃度<br>200 ppm以上 | 浸泡 2 分鐘以上 | ——— |
| 乾熱殺菌法<br>85℃以上之乾熱 | 加熱 30 分鐘以上 | ——— |

## 二、餐具洗滌的方法

餐具洗滌的方法，可分為人工清洗與機器清洗兩種，現略述如下：

1. 人工清洗

　　A.採用三槽式洗滌設備。

　　B.步驟：

　　　a.預洗。

　　　b.第一槽（清洗槽）：將經過預洗的餐具浸入第一槽裏，使用洗潔劑，並維持溫度在 43℃～50℃，以毛刷或海綿除去食物顆粒和油漬。

c.第二槽（沖洗槽）：將經過第一槽清洗的餐具移入第二槽溫水槽中，以流動自來水沖掉餐具上的洗潔劑。

d.第三槽（消毒槽）：把經第二槽沖洗過的餐具移入第三槽中，浸泡在熱水或化學藥劑溶液中，或者是以前述的有效殺菌法替代亦可。

e.滴乾：消毒過的餐具移置於乾燥、乾淨的地方靜置，使之滴乾或風乾，再收入餐具櫥櫃中。絕不可用布或毛巾擦拭，以防再受污染。

## 2.機器清洗

使用機器清洗，不僅可以節省時間，亦可減輕人工的負擔。目前機器的清洗可分為傳統式洗碗機及超音波洗碗機兩種。

(1)傳統式洗碗機

A.原理及洗滌過程大致與人工清洗方法相似。

B.步驟：

　a.預洗。

　b.裝架：大小和型式相同的碗碟或餐具置於同一餐具架上，不可太擠，亦不可相互重疊。

　c.清洗與消毒：依據各機器操作方式而定。

　d.滴乾。

(2)超音波洗碗機

A.其原理係利用超音波力（加速度力與空洞作用力）來洗淨物體，屬於一種物理洗淨力。

B.步驟：

　a.預洗。

　b.將餐具放入超音波洗滌槽中清洗。

　c.漂洗。

d.消毒。

超音波洗碗機洗滌餐具的程序與三槽式洗滌大致相同，但其具有許多三槽式洗滌所沒有的優點：

　　a.洗滌力不受物體形狀、大小影響，所以餐具不需做整齊排列及分類。

　　b.具有部份殺菌效果，可減少使用化學殺菌劑。

　　c.不會造成餐具破損。

　　d.操作簡單。

　　e.迅速省時。

# 第三節　餐具清洗之檢查方法

餐具衛生的檢查法，可分成官能檢查、殘留物質測定及細菌檢查三項。其方法現分述如下。

## 一、官能檢查

餐具的官能檢查是現場檢查中最快又最簡單的判定法。其以目視方法為主。檢查項目包括：

　　1.餐具上是否有明顯的污物或斑點殘留。

　　2.透明玻璃杯或具光滑面的餐具，在漂洗後水是否會在餐具表面形成一層光滑面。若呈乾枯無水幕狀，則表示洗滌不乾淨。

## 二、殘留物質測定

以化學藥品滴在餐具上，觀察其顏色的變化，用以檢查餐具是否洗淨。檢查的項目包括了澱粉質、油脂、蛋白質等三種。

1.澱粉質試驗

⑴試藥：碘試液。

25 公克碘化鉀溶於 100 c.c.水中，再加入 12.7 公克碘，溶解後，取 1 c.c.溶液稀釋成 1000 c.c.的水溶液。

⑵操作：在餐具表面滴上碘試液，若呈現藍色，則表示餐具表面有澱粉殘留物，未洗乾淨。

## 2. 油脂試驗

⑴試藥：油紅（Sudan Ⅳ）試液。

油紅 100 毫克，溶於酒精中，成為濃度 0.1％的溶液。

⑵操作：

a. 加適量的正己烷（n−Hexane）於餐具上，振盪搖動後將溶液收集於試管中，加水 5 c.c.振盪後於 70℃水浴上加熱除去正己烷。滴入一滴油紅試液，若有紅色油滴，即表示餐具表面有油脂殘留。

b. 將油紅試液滴在餐具表面，稍加搖動，使之分佈均勻後，用水輕洗。若發現有紅色痕跡，即表示餐具上有油脂的殘留物存在。

## 3. 蛋白質試驗：

⑴試藥：寧海俊(Ninhydrin)試液。

0.2 公克特級寧海俊溶液，加入 100 c.c.的正丁醇(n−butanol)中。

⑵操作：取寧海俊試液 5～6 c.c.，放在餐具表面，輕輕搖動，使之分佈均勻後倒入蒸發器皿中，再取試液重複此項操作。將兩試液混合放在沸騰水浴上將正丁醇蒸發。若有紫紅色殘留，即表示餐具有蛋白質的殘留物存在。

## 三、細菌檢查

餐具上細菌的檢查，其檢查方法費時且複雜。故此處僅略述一般餐具菌數檢查的衛生標準，以供參考之用。（見次頁）

## 一般餐具衛生標準

| 種類 \ 項目 | 規　　格 | 生　菌　數 | 大腸桿菌屬細菌 |
|---|---|---|---|
| 湯匙碟 | 每件 | 400 以下 | 陰　　性 |
| 大　盤 | 直徑 20 公分以上 | 600 以下 | 陰　　性 |
| 中　盤 | 直徑 15 公分以上 | 500 以下 | 陰　　性 |
| 小　盤 | 直徑 10 公分以上 | 450 以下 | 陰　　性 |
| 最小盤 | 直徑 10 公分以下 | 400 以下 | 陰　　性 |
| 杯　類 | 每件 | 500 以下 | 陰　　性 |
| 大　碗 | 直徑 20 公分以上 | 600 以下 | 陰　　性 |
| 中　碗 | 直徑 10 公分以上 | 450 以下 | 陰　　性 |
| 小　碗 | 直徑 10 公分以下 | 400 以下 | 陰　　性 |
| 筷　子 | 一雙 | 300 以下 | 陰　　性 |
| 刀、叉 | 每件 | 200 以下 | 陰　　性 |

# 習題十

1. 何謂三槽式洗滌法？第二槽之水有何重點？

2. 我國法律規定之有效餐具殺菌法有哪些？

3. 餐具上可否殘留大腸桿菌？

4. 討論如何正確地清潔餐具。

第 $11$ 章

# 餐飲從業人員的衛生管理

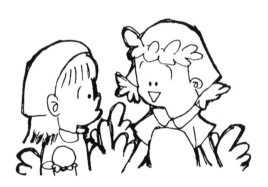

**本章學習目標**
- 瞭解餐飲從業人員衛生管理的重要性
- 瞭解餐飲從業人員衛生管理的內容

餐飲從業人員的衛生，不僅關係其個人的身體健康情形，更由於其直接參與食品的製作、生產、調理、販賣等工作，所以也會影響到進食者的健康。良好的衛生習慣，不僅能維護個人的健康，並且能夠防止疾病的傳播，保護大眾健康。由此可知餐飲從業人員的衛生管理是與大眾息息相關的重要工作，絲毫疏忽不得。

　　餐飲從業人員的衛生管理，包括了人員的健康管理、衛生習慣，及衛生教育三大部份。

# 第一節　健康管理

　　餐飲從業人員的健康管理是餐飲衛生健全發展的基本工作。在「食品業製造、調配、加工、販賣、貯存食品或食品添加物之場所及設施衛生標準」中，第九條第五款即規定「新進人員應先經衛生醫療機構健康檢查合格後，始得僱用。僱用後每年應主動辦理健康檢查乙次，並取得健康證明。如患有出疹、膿瘡、外傷、結核病等可能造成食品污染之疾病者，不得從事與食品接觸之工作。」由此項規定中即可明瞭，健康檢查可區分為新進人員健康檢查與定期健康檢查兩類。徹底執行，不僅能提高從業人員對健康的重視並能明瞭自己的身體狀況，此外，更是對大眾飲食安全的一種保障。

## 一、新進人員健康檢查

1. 目的

　　A. 判定是否適合從事此行業。

　　B. 依據身體狀況，給予適當的工作分配。

　　C. 作為日後健康管理的基本資料。

2.檢查項目

  A.經歷調查。

  B.是否患有自覺症狀與其他症狀？

  C.身高、體重、視力、色盲，與聽力。

  D.胸部 X 光檢查。

  E.血壓。

  F.驗尿。測定是否有糖尿與蛋白尿。

  G.糞便的細菌檢查。（必要時做寄生蟲卵檢查）

## 二、定期健康檢查

1.目的

  A.提早發現問題，解決問題。

  B.瞭解本身的健康狀態及變化。

2.檢查項目

  A.重複上述檢查項目，每年至少一次。

  B.糞便檢查，至少每個月檢查一次；在夏季期間則每個月至少二次。

# 第二節　衛生習慣

　　餐飲從業人員的衛生習慣包括了服裝、儀容、手部衛生、工作習慣等四部份。

## 一、清潔的服裝

　　餐飲從業人員，在工作的時候應該穿戴清潔合適的工作衣帽，以防止頭髮、毛線、雜物等異物混入食品當中，造成污染。

工作衣帽的製作原則，包括以下四點：

1. 式樣以合乎衛生、舒適、方便、美觀等要求為主。

2. 布料以不易沾黏毛絮、不起毛球、易洗、快乾、免燙、不褪色為原則。

3. 顏色以淺色如白色、淺藍、淺綠、粉紅等顏色為佳。

4. 工作帽以能密蓋頭髮為原則。

## 二、整潔的儀容

整潔的儀容不僅能增進個人的美麗，更能夠避免污染食物。餐飲業人員的儀容應以整齊、清潔、美觀、大方為原則。

1. 不可留鬍子。

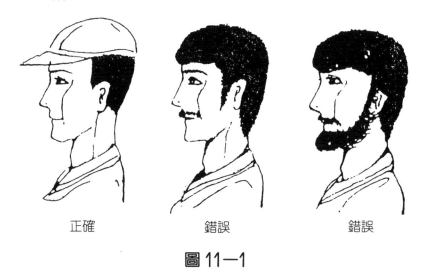

正確　　　　　　錯誤　　　　　　錯誤

圖 11－1

2. 頭髮應剪短，戴帽子的頭髮不可露出。

3. 不可配戴飾物。

4. 工作時應服裝整齊。

5. 工作時需著襪，穿包頭的鞋子。

6. 有特殊體味者應勤洗澡，並每日使用適當之除臭劑以保持衛生。

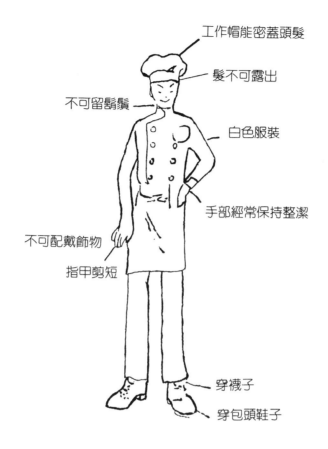

工作帽能密蓋頭髮

髮不可露出

不可留鬍鬚

白色服裝

手部經常保持整潔

不可配戴飾物

指甲剪短

穿襪子

穿包頭鞋子

圖 11—2

## 三、手部衛生

手部經常與食物直接接觸，因此是傳播有害微生物的主要媒介，所以維持手部清潔是非常重要的一件工作。確保手部衛生的基本方法是養成洗手習慣。由於有些細菌附著於皮膚的皮紋及皮脂腺內，一般洗手只能清潔皮膚表面附著的細菌，所以當餐飲從業人員必須以手直接接觸食物時，最好能戴上完整、清潔的手套，以確保食品衛生。

1.洗手檯設備

所謂「工欲善其事，必先利其器」，基本的工作人員所用之洗手設備應包括下列幾項：

A. 兼具冷、熱自來水的洗手檯。

B. 充分供應冷、熱自來水。

C. 肥皂或清潔劑。

D. 拭手紙或烘乾設備。

E. 紙屑簍。

F. 指甲剪。

G. 提醒洗手的標誌。

H. 手指消毒設備（消毒槽）。

2. 正確的洗手方法

A. 以水潤濕手部。

B. 擦上肥皂或洗潔劑（若使用肥皂，必須把使用後的肥皂用水沖洗，再放回肥皂盒中）。

C. 兩手心相互摩擦。

D. 兩手自手背至手指相互揉擦。

E. 用力互搓兩手之全部，包括手掌及手背。

F. 作拉手姿勢擦洗指尖。

G. 沖去肥皂，洗淨手部。

H. 以拭手紙擦乾，或以烘乾機烘乾。

不同洗手方法的除菌率：

| 洗　手　方　法 | 洗手 5 秒除菌率％ | 洗手15秒除菌率％ |
|---|---|---|
| 流　水　沖　洗 | 65 | 65 |
| 用肥皂流水沖洗 | 83.4 | 90 |

# 圖 11-3

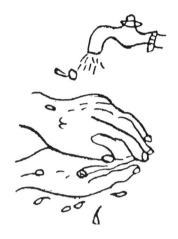

①以水潤濕手部

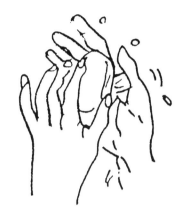

②擦上肥皂、皂液或食品用洗劑

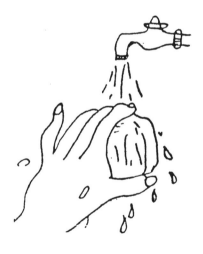

③若使用肥皂,則用後先
在水龍頭下沖洗乾淨。

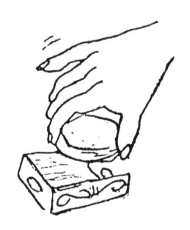

④然後放回肥皂盒內

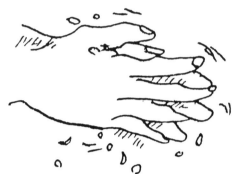

⑤兩手心互相摩擦

⑥兩手揉搓自手背至手指

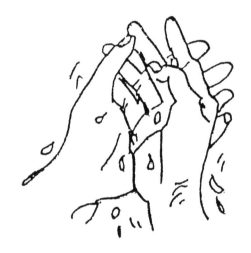

⑦用力互搓兩手之全部，
　包括手掌及手背

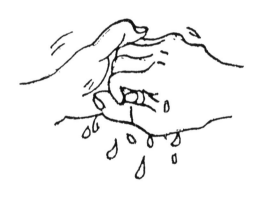

⑧作拉手姿勢擦洗指尖

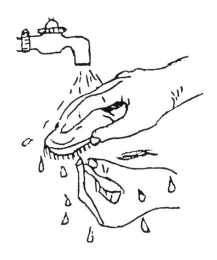

⑨用刷子洗手更能去除
污物和看不見的病原

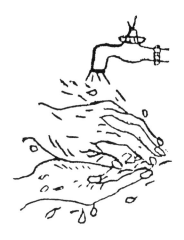

⑩在水龍頭下將洗
出的肥皂沫沖淨

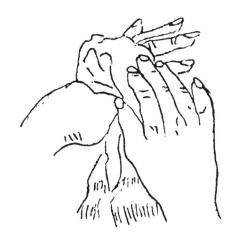

⑪用紙巾或乾淨的毛巾擦乾,或以乾淨的熱風吹乾

## 3. 不可留指甲

指甲是藏污納垢的最好處所，尤其是蓄留指甲時更易造成污物、病原菌污染食品，所以餐飲從業人員絕不可蓄留指甲，才能確保食品衛生。此外，亦不可塗抹指甲油及配戴飾物，以防落入食物當中成為異物，即使其不會引起食品衛生、安全上的問題，但是卻會顯出衛生管理上的缺陷，所以應極力避免。

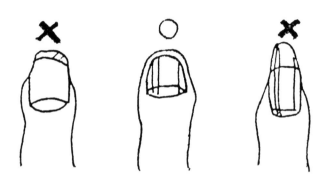

**圖 11-4　正確的指甲修剪長度**

## 4. 手部有創傷、膿腫、不得接觸食品

創傷、膿腫的部位，可能含有綠膿菌，其是一種葡萄球菌，一旦污染了食品，極易造成食品中毒。所以餐飲從業人員一旦有創傷、膿腫時，應嚴禁從事接觸食品的工作。

## 四、工作習慣衛生管理

良好的工作習慣衛生管理，可以防止從事人員因不良的工作習性，意外、疏忽，而導致食物、器具遭受污染的情形發生。

1. 養成良好的個人衛生習慣：

　(1)不可用指尖搔頭，挖鼻孔、擦拭嘴巴。

　(2)飯前、大小便後、接觸髒物後要洗手。

　(3)接觸食品或食品器具、器皿之前、開始工作之前要洗手。

(4)不可面對他人、食物及工作檯咳嗽、打噴嚏。

(5)經常洗臉、洗澡,確保身體清潔。

(6)經常理髮、洗頭、修剪指甲。

(7)不可隨地吐啖、便溺。

(8)不可隨地拋棄果皮廢物。

圖 11—5

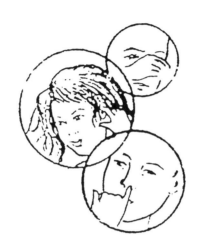

圖 11—6

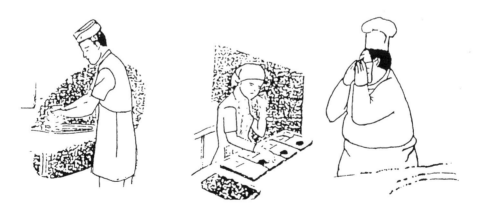

咳嗽、打噴嚏、流鼻涕時須用衛生紙或毛巾蒙住口鼻
且不可面向工作枱並應立即洗手。

2.不可在工作場所當中吸煙、飲食、嚼檳榔，以防煙灰、食物殘渣掉入，污染了食品。在工作時，非必要時勿相交談，以免因說話時，細菌或病毒藉唾液傳至食物上，造成污染。

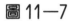

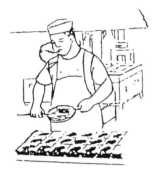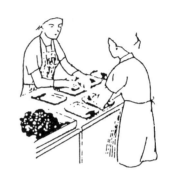

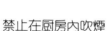

禁止在廚房內吹煙　　　　　　　　準備食物時，應避免
　　　　　　　　　　　　　　　　不必要的接觸

3.操持乾淨的廚具、餐具時，不可與其內緣直接接觸。手持廚具、餐具時，只可接觸其柄、底部、邊緣，以避免手部污染。此外，準備食物的用具，不可與身體任何部份接觸。

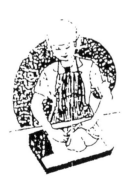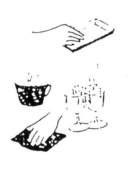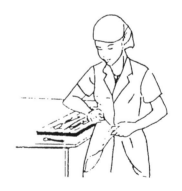

保持器皿與用具的清潔　　手指不可以觸摸　　　準備食物的用具，不可
　　　　　　　　　　　　杯子或碟子的內部　　觸及嘴巴或身體的任何
　　　　　　　　　　　　　　　　　　　　　　部份。

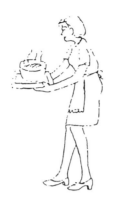

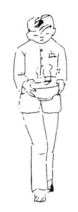

送菜時要用托盤端送　　　　　　　　　　不要用手端送

4.不可用手直接接觸食品。裝菜、盛飯及運送時，手指不可直接接觸到食物。應利用乾淨的工具，從事裝填與運送工作。

圖11－9

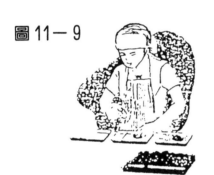

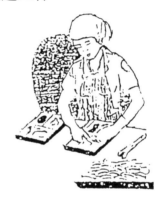

不要用手處理熟食　　　　　　　處理熟食時，必須利用乾淨的夾子或其他的用具

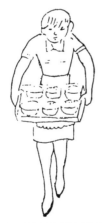

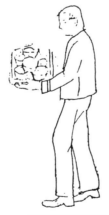

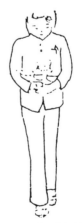

送飯時要使用托盤（收回或為客人添飯時亦要使用）　　不可每碗飯相疊在托盤內端送　　更不可疊在手上端送

5.不可在調理、工作枱上坐臥,以防止污染了工作枱,間接污染食品。

圖 11-10

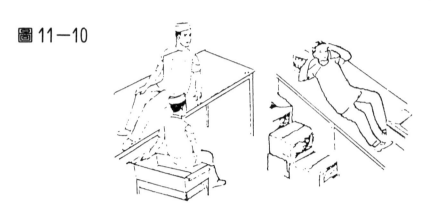

不要坐、臥或站在任何準備食物的器具上

6.器皿、器具掉落在地上,應洗淨後再使用。熟食掉落地上則應棄置,不可使用。

圖 11-11

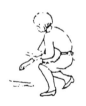

掉落地上的刀叉匙筷等,
要洗乾淨後,才可供食用

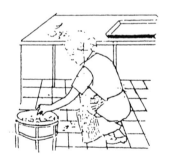

熟食掉落在地上必須丟掉

7.其他:除了上述工作習慣之外,下列事項亦應注意,貫徹執行。
　(1)不可使用破裂器皿。
　(2)試嚐口味時應用湯匙取入品嚐碟中再入口,嚐後餘汁不可再倒回
　　鍋內。
　(3)注意成品,避免受到污染。

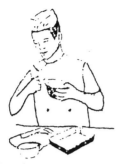

不要利用破裂的用具或
器皿來餵食或準備食物

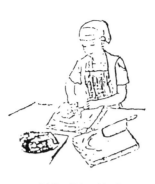

不要利用同一塊砧
板切熟食和生食

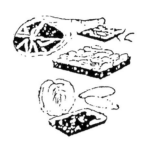

不要將未煮熟的食物
放進熟食

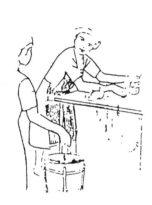

不要將廢物或廢棄的
食物放進任何食物

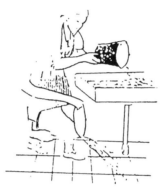

不要將污水隨地亂倒

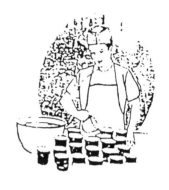

不要用茶杯或其他不適
當的用具來倒調味汁

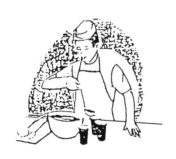

利用乾淨的杓子來倒調味汁

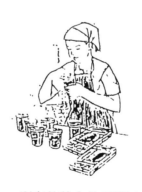

所有的熟食必須蓋好

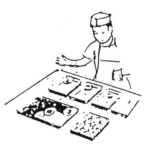

沒有加蓋的食物將會
引來蒼蠅及染上塵埃

**圖 11─12**

# 第三節　衛生教育

衛生教育的實施，其目的在於使從業人員具有正確的食品衛生知識，進而保障進食大眾的健康。其實施的對象可分為新進人員、在職人員兩部份。而其實施的範圍則包括了老闆及員工等所有與餐飲業相關的人員。

## 一、新進人員的衛生訓練

1.目的：讓新進人員瞭解餐飲業的特性、作業體系，以及衛生的重要性。

2.內容：

(1)衛生管理體系。

(2)食品中毒種類與原因。

(3)防止食品劣變應注意的事項。

(4)個人衛生。

(5)環境衛生。

## 二、在職人員的衛生訓練

1.目的：提醒從業人員衛生的重要性，並且加強衛生管理。

2.內容：以平時的缺點為主，加以指出並矯正。

## 三、衛生教育的方法

實施衛生教育的方法，可採取以下幾種方式進行：

1.定期舉辦員工衛生講習會或演講。

2.舉辦衛生競賽。

3.分發小冊或單張宣傳書。

4.放映幻燈片或影片。

5.個別機會教育。

# 習題十一

1. 餐飲工作人員需多久作健康檢查一次？
2. 定期健康檢查之目的為何？
3. 討論正確洗手之方法，全班練習之。
4. 例舉餐飲工作人員五項不良的習慣。

第 $12$ 章

# 餐廳廚房衛生管理

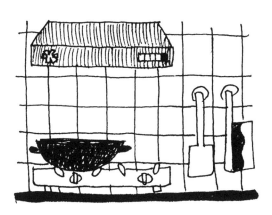

**本章學習目標**
- 瞭解餐廳廚房衛生管理的重要性
- 瞭解餐廳廚房衛生管理的方法

提供給消費大眾的食物，要想美味、可口，又安全衛生，其先決條件是：它們必須在一種十分乾淨、衛生的工作環境下烹調、製作，如此才能避免食物因遭細菌污染，而使食用者產生食物中毒或感染傳染病的情形發生。由此可知，餐廳、廚房的衛生管理是不可忽視的一件事，也是餐飲衛生中最重要的一環。其衛生管理的內容，大致可分為設施衛生管理，設備、機器、器具衛生管理、環境衛生管理，及其他等四大部份。

# 第一節　餐飲設施衛生管理

　　餐廳廚房是食品加工、製造的場所，如果環境衛生情形不良，不僅會影響到從業人員的健康及情緒，還會對食品製作的過程及成品產生污染。所以完整的餐飲設施有其必要性，同時設施完備，管理起來也較容易。一般而言，廚房的設施標準包括以下幾點：

## 一、良好的通風與採光

　　採光不良，工作較易疲倦，效率不佳，所以廚房內的採光應在100米燭光以上，避免太陽直射。若採用燈管，燈炮之光源，應避免設在工作枱正上方，或應設有護罩。在通風方面，良好的通風設備可以保持廚房內、外溫度及濕度的平衡，減少凝結水氣，並能排除不良氣味、熱度及有害物質，使員工感覺舒適。通風方式有自然通風、機械式通風與局部通風；設備包括有天窗、窗戶、抽風機、風扇、排氣管、排氣機，與空氣調節裝置等。

## 二、牆壁、支柱與地面

　　牆壁、支柱離地面一公尺以內的部份，及地面必須經常清洗。其建材應選擇不透水、易洗、耐酸鹼的材料。牆角接縫處應為圓弧角（半徑5 cm

以上），以利清洗。地面保持 1.5／100～2／100 cm的斜度，以防積水。

## 三、樓板、天花板

應採白色或淺色、表面平滑、易於清洗並附有防止吸附灰塵的設備。且不得有破損，以防污染物藏納，否則若掉落下來，將會污染食物。

## 四、良好的排水系統

排水系統不暢通時，極易產生臭味、孳生蚊蟲、細菌，不但會污染食品，而且會影響工作人員的情緒。通常水溝寬度應在20cm以上，底部呈圓弧角，並有 2／100～4／100 公分的斜度，上方應加蓋子，避免雜物滲入造成堵塞。此外還應有防病媒侵入及防逆流措施，以免外界廢水倒灌及病媒侵入而污染食品。

## 五、出入口、門窗及其他孔道要有防止病媒侵入設備

廚房內病媒防治的方法有：

1. 防止病媒侵入：加裝紗窗、紗門、空氣簾、塑膠簾；採用水封式水溝；抽風機、通氣口或輸送帶出入口加裝紗網或塑膠簾。
2. 杜絕食物來源：垃圾、廚餘密封處理；食品原料及成品妥善存放；不在廚房內養牲畜。
3. 消除藏匿場所：剷除附近雜草；清理雜物；通暢水溝；注意廁所衛生。
4. 捕殺：可採用化學藥品防治，如捕蟲燈、捕鼠籠、捕蠅紙等方法。

## 六、廚房設備

水源充足，在適當地點設置足夠洗手槽及排氣設備，水槽、工作枱、調理台，均應鋪設不銹鋼，較易清洗、消毒。

## 七、廚房內須嚴格分區

清潔區、準清潔區,與污染區,應嚴格區分,以免食物受到污染。

## 八、廁所及更衣室應距廚房三公尺以上

可防止由衣物、廁所帶來之污染,影響廚房之衛生。並有足夠空間裝設洗手設備,提醒員工在工作前、如廁後要洗手。

## 九、須備有蓋之廢棄物處理容器

可防止臭味四溢,杜絕污染源,切斷蟲、鼠之食物源,確保廚房之清潔。

## 十、須有足夠面積

廚房面積佔整個餐廳面積四分之一為最理想。

# 第二節　冷凍冷藏庫衛生

冷凍冷藏是利用低溫來延長食物與原料的貯藏期限,所以冷凍冷藏庫的衛生管理,其重點在於防止貯存品溫度回升,以及二次污染。

## 一、溫度的管理

1. 裝設溫度指示器,確保冷藏的溫度在 7 °C以下,冷凍的溫度在 $-18$°C以下。
2. 庫內物品應整齊排列,裝置容量應在50%～60%之間,切勿裝得太滿,否則冷氣無法充分循環。

3.儘量減少開門的次數及時間。

4.經常除霜，確保其冷藏、冷凍力。

5.冷凍冷藏庫設置之位置，應遠離熱源。

## 二、防止污染

1.定期清洗、消毒以確保清潔。

2.蔬菜、水果、畜產等不同的原料及製品應分開貯藏，以避免交互污染。

3.熟食成品應以容器盛裝，密封或經過包裝後才可放入冷凍冷藏庫中。

4.應設置棧板，並且不可有積水情形發生。

5.應設置棚架，勿將食品及其原料直接置放在地上。

6.貯存時間不可太久。

7.不得堆放其他不相干的物品。

## 三、其他

除了上述之要點以外，大型的冷凍冷藏庫（走入式冷凍冷藏庫）為了安全起見，還應有下列安全措施：

1.作業燈：在冷凍冷藏庫上方安裝作業指示燈。

2.安全門：冷凍冷藏庫的門，可以自室內向外開啟，以保進入者之安全。

3.警鈴：在庫外適當地點裝置警鈴，以防萬一。

# 第三節　倉庫衛生

此處所指的倉庫是指存放乾燥的食品、原料，或者是其他不必冷藏冷凍的食品及原料的貯存場所而言。良好的倉庫衛生管理，不只可以使倉庫面積充分利用，也可以確保物品長久貯存的品質。倉庫的管理原則如下：

## 一、由專人負責

倉庫派有專人負責管理，定期清理，保持清潔，並且掌管出入貨品日期、數量的登記，確保物品的新鮮及份量。

## 二、貨品分類

存放於倉庫中的物品應分類貯放，並且作好詳細的紀錄，常用的物品要置放在明顯易取的地方。易造成污染及易摔破的物品如油脂、醬油、瓶裝物應放於較低處。日用品、化學藥品、食品必須分別存放。

## 三、鋪設棧板與放物架

倉庫中應鋪設棧板與放物架，將食品、原料放置其上，不可直接置於地上以防污染及受潮。放物架應以不銹鋼製造。

## 四、設備完善

良好的通風設備可防室內溫、濕度過高；採光適宜可增加使用時的安全；此外還應有完善的防止病媒侵入措施。

## 五、貨品存放

貨品存放時應排列整齊，不可過擠。設置貨品儲放位置平面圖及卡片，以記錄出入庫貨品的品名、數量及日期，並能幫助快速找到需要的物品。

# 第四節　餐具、砧板、金屬器皿之衛生

## 一、餐具櫥

餐具櫥是用來放置已經洗淨、消毒過之餐具的地方，所以必須具有防止病媒侵入、灰塵污染的設施。其管理原則如下：

1. 材料以金屬製造為佳。最好是不銹鋼製品，較易清洗，並可防濕、防蟲侵蝕。
2. 餐具應分類存放。
3. 定期清理、消毒。
4. 保持乾燥。

## 二、砧板

若是使用不當，或者是未清洗乾淨，很容易引起食品間的相互污染，甚至引發食品中毒。所以砧板的使用必須非常小心，並遵守下列幾個要點：

### 1.分類使用並標識用途

由於食物來源不同，所含微生物的種類亦不同，按食物的來源宜將砧板分為蔬菜、水產與畜產用三塊。此外，為了避免熟食受到生鮮原料污染，所以廚房中最好能夠有四塊砧板，分開處理上述食品，並且要分別標識清楚其用途，以避免混雜而誤用。

## 2.宜用合成塑膠砧板

合成塑膠砧板質輕易滑，但是其易清洗、消毒及乾燥，衛生條件較佳，利多於弊，故宜採用。

## 3.使用後，立即清洗

每次使用後應充分洗淨且加以消毒，通常可用熱水（85℃）、日光、氯水（漂白水餘氯150～200ppm），或是紫外線來消毒。

## 4.側立砧板

消毒後的砧板，應側立以避免底部受到調理台台面污染。若有專用的貯存場所則更佳。

## 三、金屬器皿

常見的金屬器皿有刀、鍋、杓子、鍋鏟、濾網……等。此類器皿清洗容易，依據一般的清洗方法即可。每次使用後應先清洗，再以熱水、氯水、紫外線加以消毒，並存放於專用的櫥櫃中。

# 第五節　廢棄物與飲水問題

## 一、廢棄物處理

廚房當中因生產製作食物，每天都會有大量的廚餘與有機垃圾，若是未能妥善處理，不僅會產生臭味，也極易誘來蚊、蠅、蟑螂、老鼠等病媒，進而造成污染食物的情形。廚房當中的廢棄物種類很多，其性質與一般的垃圾不同，所以處理的原則應依據下列方法：

1. 分類：有機廢棄物與無機廢棄物應分開集中處理。同時有機廢物中的固體廢棄物與液體廢棄物必須分別放置。
2. 置放廚餘的桶子應附有蓋子，並且易於搬動，同時內置塑膠袋以利清洗。
3. 每次作業完畢後應立即清理。
4. 廢棄物清理後，桶子的周圍應予以沖洗，並且以消毒液消毒，保持清潔。

廚房內的有機廢棄物，因含水量高、體積大，處理起來相當困難。現今已有機械的發明，可以用來將這些廚餘脫水乾燥，並加以粉碎以縮小體積，非常方便，可多加採用。

## 二、飲水問題

廚房中的水不僅關係到飲用的衛生，因其被用來清洗食品、原料及餐具，若水質有問題，極易造成污染。若要符合用水水質標準，使用上應遵守下列原則：

1. 非使用自來水者，應設置淨水及消毒設備，使用前應向當地衛生機關申請檢驗，合格後才能使用。繼續使用時，每年至少應重新申請檢驗一次。
2. 蓄水設施應有防污染的防護措施，並且定期處理，以保持清潔。
3. 每日應測定水中餘氯，並做官能檢查，以避免水管破裂，蓄水槽受污染。

## 第六節　工作環境衛生

工作環境保持良好的衛生，不僅能保障食物不受污染，還能提高工作

效率。一般可將工作環境區分為室內環境及室外環境兩部份，各有不同要求，現略述如下：

## 一、室內環境衛生

1. 不得畜養家禽、家畜，以防傳染疾病直接或間接污染食品。
2. 溫度、濕度保持在一定的範圍，不僅人體感覺舒適，亦可抑制細菌繁殖。
3. 二氧化碳濃度不得高於0.15%，以防空氣污染。
4. 落菌量應儘量減少。

空中落菌量是室內空氣受人體污染的指標，亦是室內衛生的指標。空中落菌通常不是病原菌，它與出入該場所的人數、場內工作人員數量，以及天花板、通風口衛生均有關係。此外，不同作業區，對空中落菌量有不同的要求。一般規定，清潔作業區與原料貯藏室之落菌量不可超過70個／5分鐘。

## 二、室外環境衛生

1. 四周環境要保持整潔，避免因人員、物品進出而污染了室內場所。
2. 排水系統應完整。經常清理以保持暢通，防止積水與逆流現象產生。

餐廳廚房衛生管理，除了上述應注意事項外，還有一些不可忽略的要點：

1. 食品、器具不可直接與地面接觸，或在地面上處理，其工作枱面之高度應在離地面30公分以上。
2. 清潔用具可浸泡於150ppm的氯水中消毒。
   抹布的消毒法有二：
   (1)煮沸殺菌法：100°C沸水，煮沸5分鐘以上。

(2)蒸氣殺菌法：100°C蒸氣，加熱 10 分鐘以上。

3. 清掃用具不可置放在廚房之內。

4. 廁所應符合規定，並且隨時保持清潔。

　(1)完善的廁所設備應包括下列條件：

　　a. 沖水式。

　　b. 建材應不透水、易洗、不易納污垢。

　　c. 地面及周圍一公尺高的牆壁應鋪設淺色磁磚或磨石子。

　　d. 通風及採光均良好。

　　e. 有防止病媒侵入的措施。

　　f. 放置加蓋、脚踏式垃圾桶。

　　g. 洗手枱有流動自來水，並附有清潔劑、烘手器或擦手紙。

　(2)廁所的清潔維護

　　a. 教導員工正確的使用方法。

　　b. 派遣專人負責，每天負責打掃、清洗，以維持清潔。

　　c. 廁所門把與手接觸機會最頻繁，應每天清洗。

# 習題十二

1. 餐飲工作場所的燈光應如何？

2. 烹調場所的牆角為何要採圓弧型？

3. 標準冷藏、冷凍之溫度為何？

4. 倉庫中為何要鋪設棧板？

5. 砧板之使用應注意那些原則？

6. 好的烹調場所附設之廁所，應有怎樣的洗手設備？

# 附錄 1
# 食品衛生管理法

中華民國六十四年一月二十八日
總統(64)台統㈠義字第四七二號令公佈
中華民國七十二年十一月十一日
總統(72)台統㈠義字第六二六〇號令修正公布

## 第一章　總　　則

**第 一 條**　為管理食品衛生，維護國民健康，特制定本法；本法未規者，適用其他有關
　　　　　　法律。

**第 二 條**　本法所稱食品，係指供人飲食或咀嚼之物品及其原料。

**第 三 條**　本法所稱食品添加物，係指食品之製造、加工、調配、包裝、運送、貯藏等
　　　　　　過程中用以著色、調味、防腐、漂白、乳化、增加香味、安定品質、促進發
　　　　　　酵、增加稠度、增加營養、防止氧化或其他用途而添加或接觸於食品之物質。

**第 四 條**　本法所稱食品器具，係指直接接觸於食品或食品添加物之器械、工具或器
　　　　　　皿。

**第 五 條**　本法所稱食品容器、包裝，係指與食品或食品添加物直接接觸之容器或包裹
　　　　　　物。

**第 六 條**　本法所稱食品用洗潔劑，係指直接使用於清潔食品、食品器具、食品容器及
　　　　　　食品包裝之物質。

**第 七 條**　本法所稱食品業者，係指經營食品或食品添加物之製造、調配、加工、販賣、
　　　　　　貯存、輸入、輸出或經營食品器具、食品容器、包裝、食品用洗潔劑之製造、
　　　　　　加工、輸入、輸出、販賣業者。

第 八 條　本法所稱標示，係指標示於食品或食品添加物或食品用洗潔劑之容器、包裝或說明書上用以記載品名或說明之文字、圖畫或記號。

第 九 條　本法所稱主管機關：在中央為行政院衛生署；在省（市）為省（市）政府衛生處（局）；在縣（市）為縣（市）政府。

## 第二章　食品衛生管理

第 十 條　販賣之食品、食品添加物、食品用洗潔劑及其器具、容器或包裝，應符合衛生標準；其標準由中央主管機關定之。

第 十一 條　食品或食品添加物有下列情形之一者，不得製造、調配、加工、販賣、貯存、輸入、輸出、贈與或公開陳列：

一、變質或腐敗者。

二、未成熟而有害人體健康者。

三、有毒或含有害人體健康之物質或異物者。

四、染有病原菌者。

五、殘留農藥含量超過中央主管機關所定安全容許量者。

六、受原子塵、放射能污染，其含量超過中央主管機關所定安全容許量者。

七、攙偽、假冒者。

八、屠體經衛生檢查不合格者。

九、逾保存期限者。

第 十二 條　食品之製造、加工所攙用之食品添加物及其品名、規格及使用範圍、限量，應符合中央主管機關之規定。

第 十三 條　屠宰供食用之家畜及其屠體，應實施衛生檢查。前項衛生檢查規則，由中央主管機關會同中央農業主管機關定之。

第 十四 條　下列物品，非經中央主管機關查驗登記並發給許可證，不得製造、加工、調配、改裝或輸入、輸出：

一、食品添加物。

二、經中央主管機關公告指定之食品、食品用洗潔劑及食品器具、食品容器
或包裝。

第 十 五 條 食品器具、容器、包裝或食品用洗潔劑有下列情形之一者，不得製造、販賣、
輸入、輸出或者使用：

一、有毒者。

二、易生不良化學作用者。

三、其他足以危害健康者。

第 十 六 條 醫療院、所診治病人時發現有食品中毒之情形，應於二十四小時內向當地主
管機關報告。

# 第三章　食品標示及廣告管理

第 十 七 條 有容器或包裝之食品、食品添加物和食品用洗潔劑，應以中文及通用符號顯
著標示下列事項於容器或包裝之上：

一、品名。

二、內容物名稱及重量、容量或數量；其為兩種以上混合物時，應分別標明。

三、食品添加物名稱。

四、製造廠商名稱、地址。輸入者並應加註輸入廠商名稱、地址。

五、製造日期。經中央主管機關公告指定須標示保存期限或保存條件者，應
一併標示之。

六、其他經中央主管機關公告指定之標示事項。

第 十 八 條 經中央主管機關公告指定之食品器具、食品容器、包裝，應以中文及通用符
號顯著標示下列事項：

一、製造廠商名稱、地址。輸入者並應加註輸入廠商名稱、地址。

二、其他經中央主管機關公告指定之標示事項。

第 十 九 條 對於食品、食品添加物或食品用洗潔劑之標示，不得有虛偽、誇張或易使人

誤認有醫藥之效能。

第 二 十 條　對於食品、食品添加物或食品用洗潔劑，不得藉大眾傳播工具或他人名義，播載虛偽、誇張、捏造事實或易生誤解之宣傳或廣告。

## 第四章　食品業衛生管理

第二十一條　食品業者製造、調配、加工、販賣、貯存食品或食品添加物之場所及設施，應符合中央主管機關所定之衛生標準。

食品業者之設廠許可，應由工業主管機關會同衛生主管機關辦理。

第二十二條　乳品及其他經中央主管機關公告指定之食品工廠，應辦理產品之衛生檢驗；其辦法由中央主管機關定之。

第二十三條　乳品、食品添加物、特殊營養食品及其他經中央主管機關規定之食品製造工廠，應設置衛生管理人員。

前項衛生管理人員設置辦法，由中央主管機關定之。

第二十四條　公共飲食場所衛生之管理辦法，由省（市）政府依據中央頒布各類衛生標準定之。

## 第五章　查驗及取締

第二十五條　省（市）、縣（市）主管機關得抽查販賣或意圖販賣、贈與而製造、調配、加工、陳列之食品、食品添加物、食品器具、食品容器、包裝或食品用洗潔劑及其製造、調配、加工、販賣或貯存場所之衛生情形；必要時，得出具收據，抽樣檢驗。對於涉嫌違反第十一條或中央主管機關依第十二條所為之規定者，得命暫停製造、調配、加工、販賣、陳列，並將該項物品定期封存，由業者出具保管書，暫行保管。

前項抽查及抽樣，業者不得拒組。但抽樣數量以足供檢驗之用者為限。

第二十六條　食品衛生檢驗之方法，依國家標準之規定；無國家標準者，由中央主管機關公告之。

第二十七條　食品衛生之檢驗由食品衛生檢驗機構行之。但必要時得將其一部或全部委託其他檢驗機構、學術團體或研究機構辦理。

第二十八條　本法所定之查驗，其查驗辦法，由中央主管機關會同有關機關定之。

　　　　　　輸出食品之查驗辦法，由中央商品檢驗機關會同中央衛生主管機關定之。

第二十九條　檢舉或協助查獲違反本法規定之食品、食品添加物、食品器具、食品容器、包裝、食品用洗潔劑、標示、宣傳、廣告或食品業者，除對檢舉人姓名嚴守秘密外，並得酌予獎勵。

　　　　　　前項檢舉獎勵辦法，由中央主管機關定之。

# 第六章　罰　則

第 三 十 條　食品、食品添加物、食品器具、食品容器、包裝或食品用洗潔劑，經依第二十五條規定抽樣檢驗者，由當地主管機關依檢驗結果為下列之處分：

一、有第十一條所列各款情形之一者，應予沒入銷燬。

二、不符合衛生或不符合中央主管機關依第十二條所為之規定者，應予沒入銷燬。但實施消毒或採行適當安全措施後，仍可使用或得改製使用者，應通知限期消毒、改製或採行安全措施；逾期未遵行者，沒入銷燬之。

三、標示違反第十七條或第十八條之規定者應通知限期收回改正其標示；逾期不遵行者沒入銷燬之。

四、無前三款情形，而經依第二十五條第一項規定命暫停製造、調配、加工、販賣、陳列並封存者，應撤銷原處分，並予啟封。

　　　　　　前項應沒入之物品，其已銷售者，應命製造、輸入或販賣業者立即公告停止使用或食用並予回收，依前項規定辦理。

　　　　　　製造、調配、加工、販賣、輸入、輸出第一項第一款或第二款物品之食品業者，由省（市）主管機關公告其商號、地址、負責人姓名、商品名稱及違法情節。

第三十一條　經許可製造或輸入、輸出之食品、食品添加物、食品器具、食品容器、包裝

或食品用洗潔劑，發現有前一項第一款或第二款情事，除依前條規定處理外，中央主管機關得隨時會同經濟部公告禁止其製造或輸入、輸出。

第三十二條　有下列行為之一者，處三年以下有期徒刑、拘役或科或併科一萬元以上四萬元以下罰金，並得吊銷其營業或設廠之許可證照：

一、違反第一條第一款至第八款或第十五條之規定者。

二、違反第三十一條之禁止者。

法人之負責人、法人或自然人之代理人、受僱人或其他從業人員，因執行業務犯前項之罪者，除處罰其行為人外，對該法人或自然人科以前項之罰金。

第三十三條　有下列行為之一者，處負責人三千元以上三萬元以下罰鍰，情節重大或一年內再違反者，並得吊銷其營業或設廠之處可證照：

一、違反第十條之規定經通知限期改善而不改善者。

二、違反第十一條第九款、第十三條、第十四條、第十七條至第二十條、第二十二條、第二十三條之規定者。

三、違反中央主管機關依第十二條所為之規定者。

四、違反中央主管機關依第二十一條所定之標準，經通知限期改善而不改善者。

五、違反第二十四條所定之管理辦法者。

六、經主管機關依第三十條第二項命其收回已銷售之食品而不遵行者。

第三十四條　拒絕、妨害或故意逃避第二十五條所規定之抽查、抽驗或經命暫停製造、調配、加工、販賣、陳列而不遵行者，處負責人三千元以上三萬元以下罰鍰；情節重大或一年內再次違反者，並得吊銷其營業或設廠之許可證照。

第三十五條　本法所定之罰鍰，由直轄市或縣（市）主管機關處罰；其經催告限期繳納後，逾期仍未繳納者，送法院強制執行。

# 第七章　附　則

第三十六條　本法關於食品器具、容器之規定，於管理兒童直接接觸、入口之玩具準用之。

**第三十七條** 本法施行細則，由中央主管機關定之。

**第三十八條** 本法自公布日施行。

註：本附錄條文所指「下列」原文為「左列」。

# 附錄 2

# 食品業者製造、調配、加工、販賣、貯存食品或食品添加物之場所及設施衛生標準

中華民國七十二年五月十三日
衛署食字第四二二七八一號令訂定發布
中華民國七十三年六月十九日
衛署食字第四七五九九二號令修正發布

**第 一 條** 本標準依食品衛生管理法第二十一條規定訂定之。

**第 二 條** 本標準適用之食品業，如專業衛生標準另有規定者，應併從其規定。

**第 三 條** 本標準所稱有效殺菌，係指採用下列方法之一殺菌者而言：

一、煮沸殺菌法：以溫度攝氏一百度之沸水，煮沸時間五分鐘以上（毛巾、抹布等）或一分鐘以上（餐具）。

二、蒸氣殺菌法：以溫度攝氏一百度之蒸氣，加熱時間十分鐘以上（毛巾、抹布等）或二分鐘以上（餐具）。

三、熱水殺菌法：以溫度攝氏八十度之熱水，加熱時間二分鐘以上（餐具）。

四、氯液殺菌法：氯液之餘氯量不得低於百萬分之二百，浸入溶液中時間二分鐘以上（餐具）。

五、乾熱殺菌法：以溫度攝氏八十五度以上之乾熱，加熱時間三十分鐘以上（餐具）。

六、其他經中央衛生主管機關認可之有效殺菌方法。

**第 四 條** 用水應符合下列規定：

一、凡與食品直接接觸者，應符合飲用水水質標準。

二、應有固定之水源、足夠之水量及供水設施。

三、非使用自來水者，應設置淨水或消毒設備。使用前應向當地衛生機關申請檢驗，檢驗合格後，始可使用。繼續使用時，每年至少應重新申請檢驗一次，檢驗紀錄應保存一年。並應指定專人每日作簡易水質測定並作紀錄，以備查考。

四、蓄水池（塔、槽）應有污染防護措施，並定期清理保持清潔，防止污染。

第　五　條　廁所應符合下列之規定：

一、應與製造、調配、加工、販賣、貯存食品或食品添加物之場所完全隔離。

二、應採沖水式，並採用不透水、易洗不納污垢之材料建造，並隨時保持清潔。

三、應有良好之通風、採光、防蟲、防鼠等設備，並備有流動自來水、清潔劑、烘手器或擦手紙巾等之洗手設備。

四、化糞池位置應與水井（源）距離二十公尺以上，並防止污染水源。

第　六　條　四周環境應符合下列之規定：

一、地面應隨時清掃，保持整潔，空地應酌予鋪設水泥、柏油或植草皮等，以防灰塵。

二、應設有完整之排水系統，並經常清理，保持暢通。

第　七　條　廢棄物之處理應符合下列之規定：

一、廢棄物之處理，應依其特性，酌予分類集存。易腐敗者應先裝入不透水密蓋（封）容器內，當天清除，清除後容器應清洗清潔。

二、放置場所不得有不良氣味或有害（毒）氣體溢出，並防止病媒之孳生。

三、廢棄物不得堆放於製造、調配、加工、販賣、貯存食品或食品添加物之場所內。

第　八　條　員工宿舍、餐廳及休息室應符合下列之規定：

一、應與製造、調配、加工、貯存食品或食品添加物之場所隔離。

二、應有良好之通風、採光及防蟲、防鼠設備。

三、應有專人負責管理，並經常保持整潔。

第　九　條　從業人員應符合下列之規定：

一、手部應保持清潔，工作前應用清潔劑洗淨。凡與食品直接接觸的工作人員不得蓄留指甲、塗抹指甲及配帶飾物等。

二、餐飲業或餐盒食品業者若以雙手直接調理不經加熱即行食用之食品時，應穿戴消毒清潔之手套，或將手部徹底洗淨及消毒。

三、工作時必須穿戴整潔之工作衣帽，以防頭髮、頭屑及夾雜物落入食品中。

四、工作中不得有吸煙、嚼檳榔、飲食等可能污染食品之行為。

五、新進人員應先經衛生醫療機構健康檢查合格後，始得僱用。僱用後每年應主動辦理健康檢查乙次，並取甚健康證明。如患有出疹、膿瘡、外傷、結核病等可能造成食品污染之疾病者，不得從事與食品接觸之工作。

六、從業期間應接受衛生主管機關舉辦之衛生講習。

第　十　條　製造、調配、加工食品或食品添加物之場所應符合下列之規定：

一、牆壁、支柱和地面：牆壁、支柱離地面一公尺以內之部分應鋪設白磁磚、淺色油漆或磨石子，地面應使用不透水、易洗、不納垢之材料鋪設，不得積水，並保持清潔。但食品添加物業者得視實際需要使用適當之建材。

二、樓板或天花板：應為白色或淺色，表面平滑、易於清洗，且不得有不潔物及破損情形。但食品添加物業者得視實際需要使用適當之建材。

三、出入口、門窗及其孔道：應有紗門、紗窗或其他防止病媒侵入之設備。但有密閉系統者不在此限。

四、排水系統：應有完整通暢之排水系統，排水溝應加蓋以防止固體廢棄物流入，出口處並應有防止病媒侵入之設施。

五、光線：工作台面或調理台面之光度應保持一〇〇米燭光以上。

六、通風及排氣：通風及排氣良好，且通風及排氣口應保持清潔，不得有灰塵及油垢堆積，並應有防止病媒侵入之設施。

七、器具、容器及包裝材料：凡與食品接觸者，不得以非食品用洗潔劑或不符合飲用水水質標準之用水洗滌；應保持清潔妥為放置，且不得與地面直接接觸，以防止再污染，必要時應實施有效殺菌。

八、洗手設備：地點應設置適當，數目足夠，且使用易洗、不透水、不納垢之材料建造，且備有流動自來水、清潔劑、烘手器或擦手巾等洗手設備。

九、其他：

㈠工作台面應以易洗、不納垢之材質製造，經常保持清潔。

㈡食品之製造、調配、加工、包裝等均應在工作台上操作，不得與地面直接接觸。如製造供人直接消費之食品採用日曬乾燥時（包裝時前），日曬場地應有防止污染之有效設備。

㈢與製造、調配、加工無關之物品，不得存放於場內。

㈣場內不得住宿及飼養牲畜。

㈤食品衛生管理法未規定應設置衛生管理人員者，應指定專責食品衛生負責人，負責食品衛生工作。

㈥食品添加物應設專櫃貯放，由專人負責管理，並以專冊登錄使用食品添加物之種類、進貨量及使用量等。

㈦罐頭食品業、冷凍食品業及餐盒食品業等對於不易洗滌之設備，應用蒸氣或加壓水洗滌槍沖洗清潔。

㈧回收使用之容器應使用加熱之蘇打液或其他清潔劑浸洗、沖洗或使用轉動之刷子洗滌及加壓水噴洗，並經有效殺菌處理。

**第 十一 條** 販賣、貯存食品或食品添加物之場所及設施應符合下列之規定：

一、販賣、貯存食品或食品添加物之場所及設施之共同衛生標準：

㈠食品之販賣、貯存場所及設施應保持清潔，並設置有效防止病媒侵入之設施。

㈡食品應分別妥善保存，防止污染及腐敗。

㈢食品之熱藏（高溫貯存），溫度應保持在攝氏六十度以上。

㈣倉庫應設置棧板，離牆壁、地面均五公分以上，以利清掃，並保持良好通風。

㈤應設食品衛生負責人，負責衛生管理工作。

二、供應餐飲之營業場所及設施應符合下列之規定：

㈠使用之竹製、木製筷子或其他免洗餐具，限用畢即行丟棄。

公共飲食應供應專用匙、筷、叉等，以便分食。

㈡餐具洗滌場所須有充足之流動自來水，並具有洗滌、沖洗及有效殺菌之三槽式餐具洗滌殺菌設備；若無流動充足之自來水，必須供應用畢即行丟棄之餐具。

㈢使用之餐具及擦拭用品應保持清潔，並經有效殺菌後妥予存放。食品或與食品接觸之餐具及擦拭用品，不得以非食品用洗潔劑或不符合飲用水水質標準之水洗滌。

㈣有缺口或有裂縫之餐具，不得存放食品或供人使用。

㈤應有防塵、防蟲等貯放飲食品及餐具之衛生設備。

㈥販賣生鮮海產類者須具有足夠之冷藏設備。

㈦須備有蓋之廚餘桶及垃圾容器。

㈧飲食攤位之攤台必須平滑整潔，飲食物處理台應以不銹鋼鋪設。

㈨冷飲攤販販賣已調製之冷飲類者，應採密閉式販賣器，並保持清潔。

㈩飲食攤販營業地點及周圍二公尺內環境應保持整潔。

三、冷凍、冷藏食品之販賣、貯存場所及設施應符合下列之規定：

㈠冷凍食品溫度應保持在攝氏負十八度以下；冷藏食品溫度應保持在攝氏七度以下。

㈡冷凍庫、冷藏庫（冰箱）應定期除霜、清理，並保持清潔、無異味。

㈢冷凍食品應有完整之基本包裝。包裝破裂時，應立即更換且不得出售。

㈣冷凍食品解凍後，不得重新冷凍出售。

㈤冷凍食品應與冷藏食品分開貯存。

㈥冷藏（凍）庫應置有溫度計，庫溫必須符合保存食品之溫度。

㈦冷凍食品輸送時，應使用有冷凍櫃或有效絕緣體保溫之裝置，以保持冷凍食品之品質及衛生安全。

四、出售鮮乳、脫脂乳、調味乳及發酵乳業者，應備有冷藏設備保存乳品於攝氏七度以下，且乳品之運送應使用冷藏車或有效絕緣保溫之裝置，以保持冷卻狀態。但販賣經過滅菌之各類保久乳者，不在此限。

五、烘焙食品之販賣、貯存場所及設施應符合下列之規定：

㈠未包裝之烘焙食品販賣時應使用清潔器具裝貯並加蓋或貯放於玻璃櫥、紗罩內，分類陳列，並備有夾子及盛物籃（盤）供顧客選購使用。

㈡以奶油、布丁、果凍等裝飾或以此類原料作為充填餡之蛋糕、派和西點應貯放於攝氏七度以下冷藏櫃內。

**第 十 二 條** 製造、調配、加工、販賣、貯存食品或食品添加物之場所及設施，不得發現有病媒及其他昆蟲，或其出沒之痕跡，並應實施有效之病媒及其他昆蟲之防治。

前項病媒及其他昆蟲防治使用之藥劑，應有固定存放場所，不得污染食品，並應指定專人負責保管。

**第 十 三 條** 本標準自發佈日施行

**附　　　註** 根據食品衛生管理法第三十三條第四款規定，違反本標準經通知限期改善而不改善者，處負責人三千元以上三萬元以下罰鍰（折合新臺幣玖仟以上玖萬元以下），情節重大或一年內再違反者，並得吊銷其營業或設廠之許可證照。

註：本附錄條文所指「下列」原文為「左列」）

# 附錄 3
# 食品中毒案件處理要點

行政院衛生署 六十二年七月四日訂定
七十一年一月十三日修正

一、凡發生起因於食品、食品添加物、食品器具、食品容器包裝或食品用洗潔劑之食品中毒或疑似案件，中毒患者之家屬、發現中毒案件之人員或單位，或診治中毒患者之醫院診所，應即向當地衛生局（院、所）聯絡或報告。

二、中毒發生所在地之衛生局（院、所）於接到食品中毒或疑似案件發生之聯絡或報告後，應即派員赴現場依照食品中毒調查表（附件一）所列項目調查中毒發生經過，並迅速採取剩餘食物及病患吐瀉物或其他嫌疑物品加以檢驗。如因設備不足無法檢驗或有傳染性疾病之嫌疑時，應速檢同食品中毒調查表及有關檢體逕送中央衛生檢驗機關或有關檢驗機關並報告上級衛生主管單位。

前項調查時，應注意研判是否確為食品中毒、抑係傳染性疾病或其他原因，必要時應採改取毒、隔離或其他適當應急措施。

三、凡經研判非傳染性疾病之中毒案件，檢驗機關應即依據食品中毒調查表內容及其他實地調查所得資料，推斷其直接中毒原因，就採自現場之膳餘食物及病患吐瀉物或其他嫌疑物品執行檢驗，予以證實。其持送中央衛生檢驗機關求證者，所附資料必須翔實齊備，須作細菌檢查之檢體，均應冷藏。

前項送請中央衛生檢驗機關檢驗之食品中毒案件，如地方衛生機關未予推斷其直接中毒原因，而所附食品中毒調查表及有關書件內容亦乏足資推斷之具體資料者，中央衛生檢驗機關即依食品中毒檢驗項目表（附件二）之規定執行檢驗。

四、縣（市）衛生主管機關於食品中毒或疑似案件之調查或檢驗後，應予適當處理，並迅

附錄3 147

即將處理經過連同食品中毒調查表等有關書件報告省（市）衛生主管機關。省（市）衛生主管機關接到前項報告後，應視情形加以處理或予以指示，必要時得派員督導或協助中毒發生所在地衛生局（院）處理案件。

五、食品中毒或疑似案件，如有疑難，有案件重大等情形時，省（市）衛生主管機關應即報請行政院衛生署處理或指示。

六、食品中毒或疑似案件結案後一星期內，省（市）衛生主管機關應將處理經過連同食品中毒調查報告表報告行政院衛生署。

（附件一）

填表說明：

1. 本調查表請書寫一式四份，一份送行政院衛生署藥物食品檢驗局，二份送省（市）政府衛生處（局），一份留存衛生局（所）。

2. 疑似食品中毒名冊不敷使用時，請依本規格造具名冊附於表後併送。

3. 檢體之處理欄請署明冷藏、冷凍、蛋白質、鹼水（常溫）或其他培養基（常溫）。

4. 檢體如有傳染病之可疑時，請多採一份，送行政院衛生署預防醫學研究所所屬各檢驗站。

5. 為爭取檢驗時效及避免檢驗工作之混雜，凡食品中毒有關之人體檢體（嘔吐物、糞便、血液等）一律依往例送往衛生署，預防醫學研究所或其所屬之北、中、南部檢驗站檢驗，而食品檢體連同食品中毒調查表則一併衛生署藥物食品檢驗局或其所屬之中、南部檢驗站。

（附件二）

食品中毒檢驗項目表

一、黃磷。

二、氰酸及其鹽類。

三、重金屬──銅、汞、砷、鉛。

四、農藥──愛殺松(Ethion)、樂乃松(Nankor)、甲基巴拉松(Methyl Parathion)、乙基巴拉松(Ethyl Parathion)、大利松(Diazinon)、樸芬松(Sumithion)、馬拉松(Malathion)、二氯松(DDVP)、三氯松(Dipterex)、固殺松(Guthion)、美文松(Phosdrin)、阿特靈(Aldrin)、滴滴涕(DDT)、地特靈(Dieldrin)、大克蟎(Kelthane)、安狀靈(Endrin)、靈丹(r-BHC)、賽文(Sevin)。

五、病原性細菌──金黃色葡萄球菌(Staphylococcus aureus)、仙人掌桿菌(Bacillus Cereus)、沙門氏桿菌(Salmonella)、志賀氏桿菌(Shigella)、腸炎弧菌(Vibrio Parahaemolyticus)、病原性大腸桿菌(Enteropathogenic E. Coli)。

六、食油加驗多氯聯苯。

# 附錄 4
# 食品衛生標準

壹、乳品類食品衛生

65. 2. 20.衛署藥字
第一○三八一六號

| 種類 | 項目 | 生　狀 | 酸　度<br>(以乳酸計) | 生　菌　數 | 大腸桿菌屬細菌 | 食品添加物 |
|---|---|---|---|---|---|---|
| 鮮乳 | 特級鮮乳 | 1.不得有腐敗、變色或異常之臭味。 | 應在 0.16%以下 | 每公撮應在三萬個以下 | 陰　性 | 不得添加 |
| | 甲級鮮乳 | | 應在 0.18%以下 | 每公撮應在五萬個以下 | | |
| | 保久鮮牛乳 | 2.保久鮮牛乳乳汁不得有凝結、沉澱。 | 應在 0.18%以下 | 陰性 | | |
| | 鮮羊乳 | | 應在 0.17%以下 | 每公撮應在五萬個以下 | | |
| 脫　脂　乳 | | | 應在 0.18%以下 | 低溫或高溫短時間殺菌者應在五萬個以下,高溫殺菌應在二百個以下。 | | |
| 全　乳　粉 | | 不得有腐敗、變性或異常之氣味。 | | 每公克應在五萬個以下 | | 不得添加但酸鹽不在此限。 |
| 加糖乳粉 | | | | 每公克應在五萬個以下 | | |
| 脫脂乳粉 | | | | 每公克應在五萬個以下 | | |
| 調味乳粉 | | | | 每公克應在五萬個以下 | | |

| 淡　煉　粉 | | | 陰　　　性 | |  |
|---|---|---|---|---|---|
| 加糖全脂煉乳 | | | 每公克應在五萬個以下 | | 應符合食品添加物使用範圍及用量標準之規定 |
| 加糖脫脂煉乳 | 不得有腐敗、變性或異常之氣味。 | | 每公克應在五萬個以下 | | |
| 嬰兒用調製乳粉 | | | 每公克應在五萬個以下 | | |
| 調　味　乳 | | | 每公克應在三萬個以下 | | |
| 奶　　　油 | | | 每公克應在五萬個以下 | | |
| 乳　　　酪 | | 應在 0.20%以下 | 每公克應在五萬個以下 | | |
| 乾　　　酪 | | pH 值應在 5.3 至 5.8 之間 | 每公克應在五萬個以下 | 陰性 | |
| 發　酵　乳 | | 全脂發酵乳應在 1.0%以下。脫脂發酵乳應在 2.0%以下。 | 濃稠發酵乳應無活性乳酸菌或酵母菌存在，但其他活性無害菌類之總菌數每公撮不得超過三千個。 | | 應符合食品添加物使用範圍及用量標準之規定 |

## 貳、蛋類衛生標準

本品鉛含量應在 2 PPM 以下。

65. 2. 20.衛署藥字第六〇八三一六號

## 參、魚蝦類衛生標準

本品汞含量應在 0.5 PPM 以下。

65. 2. 20.衛署藥字第六〇八三一六號

## 肆、罐頭食品類衛生標準

65. 2. 20.衛署藥字第六〇八三一六號

一、罐內壁不得有嚴重脫錫、脫漆、變黑或其他特異之變色現象。
二、內容物不得有異臭、異味、不良之變色、污染或含有異物。
三、不得有微生物生存為原則，但經加溫檢查結果外觀良好者，其耐熱芽孢細菌不在此限。
四、使用食品添加物時，應符合食品添加物使用範圍及用量標準之規定。
五、重金屬最大容許量：

| 項目 | 最大容許量(PPM) | 備　　　註 |
|---|---|---|
| 銅 | 30 | 罐頭飲料類不在此限 |
| 汞 | 0.5 | |

| | | |
|---|---|---|
| 砷 | 1.51 | |
| 鉛 | 5.5 | |
| 錫 | 250 | |

## 伍、食用油脂類衛生標準

65.2.20.衛署藥字
第一○三八一六號

一、重金屬、黃麴毒素及芥酸之最大容許量

| 項目<br>種類 | 植　物　油 | 動物油脂 |
|---|---|---|
| 銅 | 粗製品 0.4 mg/kg<br>精製品 0.1 mg/kg | 0.4 mg／kg |
| 汞 | 0.05 mg/kg | 0.05 mg／kg |
| 砷 | 0.1 mg/kg | 0.1 mg／kg |
| 鉛 | 0.1 mg／kg | 0.1 mg／mg／kg |
| 黃麴毒素 | 0.25 mg／kg | |
| 芥　酸 | 5%（適用於荣仔油） | |

二、使用食品添加物時，應符合食品添加物使用範圍及用量標準之規定。

## 陸、殘留農藥安全容許量標準

65.2.20.衛署藥字
第一○三八一六號

一、水果殘留農藥容許量標準

| 類　　　別 | 農　藥　名　稱 | 容許量標準<br>(PPM) | 適　用　範　圍 |
|---|---|---|---|
| 有　機　磷　劑 | 巴拉松(Ethyl Parathion) | 0.75 | 鳳梨。其他水果 |
| | 大利松(Diazinon) | 0.5 | 香蕉、鳳梨。其他水果 |
| | 馬拉松(Malathion) | 5 | 柑桔。其他水果 |
| | 大誠松(Dimethoate) | 2 | 柑桔。其他水果 |
| | 三氯松(Trichlorfon) | 0.2 | 柑桔。其他水果 |
| | 二硫松(Disulfoton) | 0.5 | 鳳梨。其他水果 |
| | 福瑞松(Phorate) | 0.1 | 鳳梨。其他水果 |
| 有　機　氯　劑 | 得脫蟎(Teradifon) | 2 | 柑桔。其他水果 |
| | 大克蟎(Kelthane) | 5 | 柑桔。其他水果 |
| 氨基甲酸<br>鹽系劑 | 加保利(Carbaryl) | 5 | 香蕉。其他水果 |

註一：有機磷劑二種或二種以上殘留時，每一種藥劑之殘留量除以其容許量標準所得之數值

（即 $\dfrac{殘留量}{容許量標準}$）總和應小於 1。有機氯劑亦同。

註二：本標準之容許量數值適用於包括果皮及果肉之整體水果，且包括農藥本身及其有毒代謝產物殘留量在內，並暫時適用於未列名之其他水果。

註三：本標準未列者不得檢出。

二、蔬菜殘留農藥容許量標準

| 類　　　別 | 農藥名稱 | 容許量標準 (PPM) | 適用範圍 |
|---|---|---|---|
| 有　機　磷　劑 | 大利松(Diazinon) | 0.5 | 韭菜、韭菜花、山東白菜、甘藍。其他蔬菜。 |
| | 馬拉松(Malathion) | 5 | 小白菜、敏豆、韭菜、韭菜花、胡瓜。其他蔬菜。 |
| | 二氯松(Dichlorvos) | 0.5 | 小白菜、甘藍、山東白菜。其他蔬菜。 |
| | 乃利松(Naled) | 1 | 胡瓜。 |
| | 美文松(Mevinphos) | 0.75 | 小白菜、敏豆、韭菜、韭菜花、山東白菜。甘藍。其他蔬菜。 |
| 有　機　氯　劑 | 大克蟎(Kelthane) | 5 | 敏豆。其他蔬菜。 |
| 氨基甲酸鹽系列 | 加保利(Carbaryl) | 5 | 敏豆、山東白菜、甘藍、胡瓜。其他蔬菜。 |

註一：有機磷劑二種或二種以上殘留時，每一種藥劑之殘留量除以其容許量標準所得之數值

（即 $\dfrac{殘留量}{容許量標準}$）總和應小於 1。有機氯劑亦同。

註二：其他蔬菜暫時準用本標準，待個別完成殘留量遞減試驗後，列入第一項或另訂標準。

註三：本標準未列者不得檢出。

柒、冰類及飲料衛生標準

73. 11. 3.衛署藥字
第四九八七二一號

一、冰類及飲料類不得有下列各款情形之一：

　　1.水質溷濁或變壞者。

　　2.有沉澱及固形之夾雜物者，但果汁飲料基於原料植物之組織及成份者，不在此限。

3.含有鹽酸、硝酸、硫酸及其他游離礦酸者，但可樂飲料含有磷酸者，不在此限。

4.砷、鉛、鋅、銅或銻之含量超過標準者。

5.使用食品添加物，不符合食品添加物使用範圍及用量標準之規定者。

二、食用冰融解後之水質不得有下列各款情形之一：

1.不透明、有色、有臭味者。

2.氯鹽含量超過 300 PPM。

3.硝酸鹽氮含量超過 10 PPM，過錳酸鉀消耗量超過 3 PPM者。

4.含有亞硝酸鹽氮及游離氨氮者。

三、飲料中以使用咖啡因之天然物原料為限，其咖啡因含量不得超過 200 PPM。

四、重金屬最大容許量：

| 項目種類 | 冰類 | 飲料類 | 備註 |
|---|---|---|---|
| 砷 | 0.1 PPM | 0.2 PPM | 暫不包括天然果蔬汁及濃縮果蔬汁。 |
| 鉛 | 0.1 PPM | 0.3 PPM | |
| 鋅 | 5.0 PPM | 5.0 PPM | |
| 銅 | 1.0 PPM | 5.0 PPM | |
| 錫 | | 罐裝者為 250 PPM | |
| 銻 | | 0.15 PPM | |

五、細菌限量

| 類別 | 內容 | 限量 | | 備註 |
|---|---|---|---|---|
| | | 每公撮水中生菌數應在 | 每公撮水中大腸桿菌應為 | |
| 飲 | 一、含有碳酸之飲料：<br>1.汽水<br>2.果實水、果實汁、果實蜜及其他類似品<br>3.可樂飲料 | 100 以下 | 陰性 | |
| | 二、不含碳酸之飲料：<br>1.果實水、果實汁、果實蜜及其他類似品。<br>2.含有咖啡、可可、茶或其他植物性原料之飲料。 | 200 以下 | 陰性 | |

| | | | | |
|---|---|---|---|---|
| 料 | 三、含有乳成分或乳製品之酸性飲料 | 30,000以下 | 陰性 | 1.經磷酶試驗合格者每公撮生菌數應在 30,000 以下。<br>2.經磷酶試驗不合格者每公撮生菌數應在 200 以下。 |
| 冰 | 一、食用冰塊 | (融解水)100 以下 | (融解水)陰性 | |
| | 二、刨冰、冰棒、冰磚、冰淇淋及其他類似製品：<br>1.含有果實水、果實汁、果實香精及其他類似品<br>2.含有咖啡、可可、穀物、紅豆、綠豆、花生或其他植物性原料者 | (融解水)200 以下 | (融解水)陰性 | |
| | 三、冷凍冰果：<br>1.含有乾果、蜜餞、糕點等冷品與冰棍製之各種液體冷凍冰果。<br>2.含有鮮果實、鮮果醬之各種冰凍冰果。 | (融解水)5,000 以下 | (融解水)陰性 | |
| 類 | 四、含有乳成份或乳製品之各種冰類製品與冷凍冰果。 | (融解水)30,000 以下 | (融解水)陰性 | 1.經磷酶試驗合格者，其融解水每公撮生菌數應在 30,000 以下。<br>2.經磷酶試驗不合格者，其融解水每公撮中生菌數應在 200 以下。 |

## 捌、嬰兒食品類衛生標準

65. 2. 20.衛署藥字
第一○三八一六號

一、本品一公克以標準平皿培養法檢定之生菌數應在五萬個以下。

二、大腸桿菌屬細菌應為陰性。

三、不得含有荷爾蒙、抗生物質、放射性物質、殘留農藥或夾雜物。

四、使用食品添加物，應符合食品添加物使用範圍之用量標準之規定。

註：本標準適用於兒、植物等之可食成分為主之完全嬰兒食品以及穀類、豆類等之可食成
　　分為主之輔助嬰兒食品。

## 玖、食品器具、容器、包裝衛生標準

73. 3. 30.衛署字
第四六七五九三號

一、塑膠製食品器具及包裝不得回收使用。

二、食品器具、容器、包裝應符合下列試驗標準：

(一) 一般規定

| 品　名　及<br>原　材　料 | 材質試驗項目及<br>合　格　標　準 | 溶　　　出 | | 試　　　驗 |
|---|---|---|---|---|
| | | 浸出液 | 浸出條件 | 項目及合格標準 |
| 器具 | 應為無銅、鉛或其合金被刮落之虞之構造。 | | | |
| 銅製品或銅合金製之器具、容器、包裝 | 除具有固有光澤且不生銹者外，直接接觸食品部份應全面鍍錫、鍍銀或經其他不致產生衛生上危害之適當處理。 | | | |
| 鍍錫用具 | 鉛：5%以下。 | | | |
| 器具、容器、包裝製造、修補用金屬 | 鉛：10%以下。<br>銻：5%以下。 | | | |
| 器具、容器、包裝製造、修補用焊料 | 鉛：20%以下，但罐頭空罐外部用焊料適用下列規定：雙重捲封罐：鉛98%以下；<br>非雙重捲封罐：鉛60%以下。 | | | |
| 器具、容器、包裝 | 著色劑應符合食品添加物使用範圍及用量標準之規定；但著色劑無溶出或浸出而混入食品之虞者不在此限。 | | | |

| | | 水 | 60℃，30 | 鹼：4 ppm 以下（以 Na$_2$O 計） |
|---|---|---|---|---|
| 玻璃 | | 4％醋酸 | 分　鐘 | 鉛：2 ppm 以下；砷：0.1 ppm 以下（以 As$_2$O$_3$ 計）。 |
| 金屬罐〔以乾燥食品（油脂及脂肪性食品除外）為內容物者除外〕 | | 水 | 60℃，30 分鐘（使用溫度為 100℃ 以上者：90℃，30 分鐘） | 砷：0.2 ppm 以下（以 As$_2$O$_3$計）；鉛：0.4 ppm 以下；鎘：0.1 ppm 以下；蒸發殘渣：30 ppm 以下，30 ppm 以上者氯仿可溶物 30 ppm 以下。※以上各項適用於 pH 5 之食品用金屬罐；酚：5 ppm 以下，甲醛：陰性。 |
| | | 0.5％檸檬酸溶液 | 60℃，30 分鐘 | 砷：0.2 ppm 以下（以 As$_2$O$_3$計）；鉛：0.4 ppm 以下；鎘：0.1 ppm 以下；※以上各項適用於 pH 5 以下之食品用金屬罐。 |
| | | 20％酒精 | 60℃，30 分鐘 | 蒸發殘渣（酒類用）：30 ppm 以下。 |
| | | 正庚烷 | 25℃，1 小時 | 蒸發殘渣：90 ppm 以下（適用於以天然油脂為主原料，且其塗膜中之氧化鋅含量在 3％ 以上之塗料塗於罐內面者）。 |
| | | 正戊烷 | 25℃，2 小時 | 氯甲代氧丙環單體（Epichlorohydrin Monomer）：0.5 ppm 以下。 |
| | | 乙醇 | 5℃ 以下，24 小時 | 氯乙烯單體：0.05 ppm 以下。 |
| 陶瓷器、施琺瑯之器具、容器 | | 4％醋酸 | 煮沸用者：煮沸 10 分鐘；非煮沸用者：室溫，10 分鐘。 | 砷：陰性 |
| | | | 室溫，24 小時 | 鉛：7 ppm 以下；鎘：0.5 ppm 以下。 |

| 器具(附有直接通電流於食品中之裝置者)之電極。 | 限用鐵、鋁、白金。 | | | |
|---|---|---|---|---|
| 塑膠類 | 鉛：100 ppm以下；鎘：ppm以下。 | 水 | 60°C，30分鐘（使用溫度為30分鐘）。100°C以上者:95°C | 高錳酸鉀消耗量：10 ppm以下。 |
| | | 4%醋酸 | | 重金屬：1 ppm以下。甲醇：不得檢出。 |

〔註〕：塑膠類器具、容器、包裝除應符合一般規定外，尚應符合塑膠類之規定。

(二)塑膠類之規定：

| 原　材　料 | 材 質 試 驗 項 目 及合 格 標 準 | 溶　　出　　試　　驗 | | |
|---|---|---|---|---|
| | | 浸出液 | 浸出條件 | 項 目 及 合 格 標 準 |
| 聚氯乙烯 Polyvinylchloride〔PVC〕 | 鉛：100 ppm以下；鎘：100 ppm以下；二丁錫化物：50 ppm以下(以二氯二丁錫計)；甲酚磷酸酯：1000 ppm以下；氯乙烯單體：1 ppm以下。 | 水 | 60°C，30分鐘（使用溫度為100°C以上者：95°C，30分鐘） | 高錳酸鉀消耗量：10 ppm以下，蒸發殘渣(pH 5以上之食品用容器、包裝)：30 ppm以下。 |
| | | 4%醋酸 | | 重金屬：1 ppm 以下（以Pb計）；蒸發殘渣（一般器具，pH 5以下之食品用容器、包裝）：30 ppm以下。 |
| | | 正庚烷 | 25°C，1小時 | 蒸發殘渣（油脂及脂肪性食品用容器、包裝）：150 ppm以下。 |
| | | 20%酒精 | 60°C，30分鐘 | 蒸發殘渣（酒類用容器、包裝）：30 ppm以下。 |
| 聚偏二氯乙烯 Polyvinylidenedichloride〔PVDC〕 | 鉛：100 ppm以下；鎘：100 ppm以下；鋇：100 ppm以下；偏二氯乙烯單體：6 ppm以下。 | 水 | 60°C，30分鐘（使用溫度為100°C以上者：95°C，30分鐘） | 高錳酸鉀消耗量：10 ppm以下；蒸發殘渣（pH 5以上之食品用容器、包裝）：30 ppm以下。 |

| | | 4%醋酸 | | 重金屬：1 ppm 以下（以Pb計）；蒸發殘渣（一般器具，pH 5 以下之食品用容器、包裝）：30 ppm以下。 |
|---|---|---|---|---|
| | | 正庚烷 | 25°C，1 小時 | 蒸發殘渣（油脂及脂肪性食品用容器、包裝）：30 ppm 以下。 |
| | | 20%酒精 | 60°C，30分鐘 | 蒸發殘渣（酒類用容器、包裝）：30 ppm以下。 |
| 聚乙烯 Polyethylene〔PE〕 聚丙烯 Polypro-pylene〔PP〕 | 鉛：100 ppm以下；鎘：100 ppm以下。 | 水 | 60°C，30分鐘（使用溫度為100°C 以上者：95°C，30 分鐘） | 高錳酸鉀消耗量：10 ppm以下；蒸發殘渣（pH 5 以上之食品用容器、包裝）：30 ppm以下。 |
| | | 4%醋酸 | | 重金屬：1 ppm 以下（以Pb計）；蒸發殘渣（一般器具，pH 5 以下之食品用容器、包裝）：30 ppm以下。 |
| | | 正庚烷 | 25°C，1 小時 | 蒸發殘渣（油脂及脂肪性食品用容器、包裝）：30 ppm以下，但使用溫度為100°C以下者）150 ppm以下。 |
| | | 20%酒精 | 60°C，30分鐘 | 蒸發殘渣（酒類用容器、包裝）：30 ppm以下。 |
| 聚苯乙烯 Polystyrene〔PS〕 | 鉛：100 ppm以下；鎘：100 ppm以下；揮發性物質（苯乙烯、甲苯、乙苯、異丙苯及正丙苯之合計）：5000 ppm以下。但發泡聚苯乙烯（熱湯用者）為 2000 ppm以下；其中苯乙烯各應在 1000 ppm以下。 | 水 | 60°C，30分鐘（使用溫度為100°C 以上者：95°C，30 分鐘） | 高錳酸鉀消耗量：10 ppm以下；蒸發殘渣（pH 5 以上之食品用容器、包裝）：30 ppm以下。 |

| | | 4%醋酸 | | 重金屬：1 ppm 以下（以Pb計）；<br>蒸發殘渣（一般器具，pH 5以下之食品用容器、包裝）：30 ppm以下。 |
|---|---|---|---|---|
| | | 正庚烷 | 25℃，1 小時 | 蒸發殘渣（油脂及脂肪性食品用容器、包裝）：240 ppm以下。 |
| | | 20%酒精 | 60℃，30分鐘 | 蒸發殘渣（酒類用容器、包裝）：30 ppm以下。 |
| 聚對苯二甲酸乙二脂<br>Poly (ethylene terephthalate)〔PET〕 | 鉛：100 ppm以下；<br>鎘：100 ppm以下。 | 水 | 60℃，30分鐘（使用溫度為100℃以上者：95℃，30分鐘） | 高錳酸鉀消耗量：10 ppm以下；<br>蒸發殘渣（pH 5以上之食品用容器、包裝）：30 ppm以下。 |
| | | 4%醋酸 | | 重金屬：1 ppm 以下（以Pb計）；<br>銻：0.05 ppm以下；<br>鍺：0.1 ppm以下；<br>蒸發殘渣（一般器具，pH 5以下之食品用容器、包裝）：30 ppm以下。 |
| | | 正庚烷 | 25℃，1 小時 | 蒸發殘渣（油脂及脂肪性食品用容器、包裝）：30 ppm以下。 |
| | | 20%酒精 | 60℃，30分鐘 | 蒸發殘渣（酒類用容器、包裝）：30 ppm以下。 |
| 以甲醛為合成原料之塑膠 | 鉛：100 ppm以下；<br>鎘：100 ppm以下。 | 水 | 60℃，30分鐘 | 酚：陰性；<br>甲醛：陰性。 |
| | | 4%醋酸 | | 蒸發殘渣：30 ppm以下。 |
| 聚甲基丙烯酸甲酯<br>Poly (methyl methacrylate)〔PMMA〕 | 鉛：100 ppm以下；<br>鎘：100 ppm以下。 | 水 | 60℃，30分鐘（使用溫度為100℃以上者：95℃，30分鐘） | 高錳酸鉀消耗量：10 ppm以下；<br>蒸發殘渣（pH 5以上之食品用容器、包裝）：30 ppm以下。 |

| 材料 | 材質試驗 | 溶出物質試驗 | | |
|---|---|---|---|---|
| | | 4%醋酸 | | 重金屬：1 ppm 以下（以Pb計）；蒸發殘渣（一般器具，pH 5以下之食品用容器、包裝）：30 ppm以下。 |
| | | 正庚烷 | 25℃，1 小時 | 蒸發殘渣（油脂及脂肪性食品用容器、包裝）：30 ppm以下。 |
| | | 20%酒精 | 60℃，30分鐘 | 蒸發殘渣（酒類用容器、包裝）：30 ppm 以下；甲基丙烯酸甲酯單體：15 ppm以下。 |
| 聚醯胺(尼龍)Polyamide〔PA, Nylon〕 | 鉛：100 ppm以下；鎘：100 ppm以下。 | 水 | 60℃，30分鐘（使用溫度為100℃以上者：95℃，30分鐘） | 高錳酸鉀消耗量：10 ppm以下；蒸發殘渣（pH 5以上之食品用容器、包裝）：30 ppm以下。 |
| | | 4%醋酸 | | 重金屬：1 ppm 以下（以Pb計）；蒸發殘渣（一般器具，pH 5以下之食品用容器、包裝）：30 ppm以下。 |
| | | 正庚烷 | 25℃，1 小時 | 蒸發殘渣（油脂及脂肪性食品用容器、包裝）：30 ppm以下。 |
| | | 20%酒精 | 60℃，30分鐘 | 蒸發殘渣（酒類用容器、包裝）：30 ppm 以下；己丙醯胺單體：15 ppm以下。 |
| 聚甲基戊烯Polymethylpentene〔PMP〕 | 鉛：100 ppm以下；鎘：100 ppm以下。 | 水 | 60℃，30分鐘（使用溫度為100℃以上者：95℃，30分鐘） | 高錳酸鉀消耗量：10 ppm以下；蒸發殘渣（pH 5以上之食品用容器、包裝）：30 ppm以下。 |

| | | 4%醋酸 | | 重金屬：1 ppm 以下（以 Pb 計）；<br>蒸發殘渣(一般器具，pH 5 以下之食品用容器、包裝)：30 ppm以下。 |
| | | 正庚烷 | 25℃，1小時 | 蒸發殘渣（油脂及脂肪性食品用容器、包裝）：120 ppm以下。 |
| | | 20%酒精 | 60℃，30分鐘 | 蒸發殘渣（酒類用容器、包裝）：30 ppm以下。 |

(三)乳品用容器、包裝之規定

| 原材料 | 材質試驗項目及合格標準 | 溶出試驗 | | | 特殊試驗合格標準 |
| --- | --- | --- | --- | --- | --- |
| | | 浸出液 | 浸出條件 | 項目及合格標準 | |
| 乳品（包括鮮乳、部分脫脂乳、脫脂乳、調味乳、發酵乳、乳酸菌飲料或含乳飲料）用之聚乙烯製容器、包裝或聚乙烯加工紙製容器包裝乳酪用之聚乙烯製或聚乙烯加工紙製容器包裝 | 正己烷抽出物：2.6%以下；<br>二甲苯可溶物：11.3%以下；<br>砷：2 ppm 以下（以 As$_2$O$_3$計）；<br>重金屬：20 ppm以下（以Pb計）。 | 水 | 60℃，30分鐘 | 高錳酸鉀消耗量：5 ppm 以下。 | 破裂強度試驗：以每分鐘 95 ml±10 ml 之速率注入甘油時，內容量 300 ml 以下者應為 2.0 kg f／cm²以上，內容量 300 ml 以上者應為 5.0 kg f／cm²以上，但用於發酵乳、乳酸菌飲料、含乳飲料者均應為 5.0 kg f／cm²以上。 |
| | | 4%醋酸 | | 蒸發殘渣：15 ppm 以下；重金屬：1 ppm 以下（以 Pb 計）。 | |

| | | 水 | 60℃，30分鐘 | 高錳酸鉀消耗量：5 ppm以下。 | 封緘強度試驗：在 10 秒鐘內加壓到 100 mm Hg 時，應無破損或漏氣現象。 |
|---|---|---|---|---|---|
| 乳酪用之聚乙烯製或聚乙烯加工製紙製容器包裝 | 同上 | | | | 針孔試驗：裝滿含 0.4%甲基藍之 10%酒精溶液後，靜置於濾紙上 30 分鐘時，濾紙上應無甲基藍斑點產生。 |
| | | 4%醋酸 | | 重金屬：1 pmm 以下（以 Pb計）。 | |
| | | 正庚烷 | 25℃，1 小時 | 蒸發殘渣：15 ppm 以下(F＝5)。 | |
| 發酵乳、乳酸菌飲料、含乳飲料用之金屬罐 | 內面塑膠部份：鎘：100 ppm以下，；鉛：100 ppm 以下：二丁錫化物（限存於聚氯乙烯）：50 ppm 以下（以二氯二丁錫計）；甲酚磷酸脂（限存於聚氯乙烯）：1000 ppm 以下：氯乙烯單體（限存於聚氯乙烯）：1 ppm 以下。 | 水 | 60℃，30分鐘 | 高錳酸鉀消耗量（內面使用塑膠者）：5 ppm 以下；酚（同上）：陰性；甲醛（同上）：陰性。 | |
| | | 4%醋酸 | | 砷：0.1 ppm 以下（以 $As_2O_3$ 計）；重金屬：1 ppm 以下（以 Pb 計）；蒸發殘渣（內面使用塑膠者）：15 ppm以下。 | |

| | | | | | |
|---|---|---|---|---|---|
| 發酵乳、乳酸菌飲料及含乳飲料用之聚乙烯加工紙製容器包裝（以塑膠加工鋁箔密栓者）及聚苯乙烯製容器包裝 | 揮發性物質（苯乙烯、甲苯、乙苯、異丙苯及正丙苯之合計）：1500 ppm以下（限存於聚苯乙烯）；砷：2 ppm以下（以 $As_2O_3$ 計）；重金屬：20 ppm以下（以Pb計）。 | 水 | 60°C，30分鐘 | 高錳酸鉀消耗量：5 ppm以下。 | 封緘強度試驗：同乳品用。針孔試驗：同乳品用。破裂強度試驗：5.0 kg f／cm²以上（僅適用於聚乙烯加工紙製容器）。穿刺強度試驗：最大荷重1.0 kg f以上（僅適用於聚苯乙烯製選容器）。 |
| | | 4%醋酸 | | 蒸發殘渣：15 ppm以下。 | |
| 上欄容器包裝鋁蓋部份之塑膠加工鋁箔。 | 內面塑膠部份：砷：2 ppm以下（以 $As_2O_3$ 計）；鉛：100 ppm以下；鎘：100 ppm以下；二丁錫化物（限存於聚氯乙烯）：50 ppm以下（以二氯二丁錫計）；甲酚磷酸脂（限存於聚氯乙烯）：1000 ppm以下；氯乙烯單體（限存於聚氯乙烯）1 ppm以下。 | 水 | 60°C，30分鐘 | 高錳酸鉀消耗量：5 ppm以下；酚：陰性；甲醛：陰性。 | 破裂強度試驗：2.0 kgf／cm²以上。 |
| | | 4%醋酸 | | 蒸發殘渣：15 ppm以下；重金屬：1 ppm以下（以 p b 計） | |

［註］：加糖或未加糖全脂煉乳、加糖或未加糖脫脂煉乳、全乳粉、脫脂乳粉、加糖乳粉及調製乳粉販賣時應可使用可密閉之金屬罐。

# 拾、冷凍食品類衛生標準

65.12.3.衛署藥字第一三三二六七號

| 項目 / 類別 | 每公克中生菌數 | 大腸桿菌屬細菌 | 大腸桿菌（E.coli） | 沙門氏細菌 | 葡萄狀球菌 | 每百公克揮發性鹽基態氮 | 性 狀 | 食品添加物 | 標 示 事 項 | 備 註 |
|---|---|---|---|---|---|---|---|---|---|---|
| 冷凍鮮魚介類（但冷凍生食用牡蠣及生食用魚介類除外） | 三百萬以下 | | 陰性 | | | 25mg以下（但板鰓類應在50mg以下） | 不得有腐敗、不良變色、異臭、異味、污染或含異物、寄生蟲。 | 應符合食品添加物使用範圍及用量標準之規定。 | 除應標示食品衛生管理法所規定之事項外，應標示下列事項：1.類別。2.保存方法及條件。3.需調理後供食者，其調理方法。 | 本標準依行政院衛生署所訂之「冷凍食品類衛生檢驗法」檢驗之。 |
| 冷凍生食牡蠣 | 五萬以下 | | 每一百公克中最確數230以下 | 陰性 | 陰性 | 20mg以下 | | | | |
| 冷凍生食用魚介類 | 十萬以下 | 陰性 | | 陰性 | 陰性 | 20mg以下 | | | | |
| 冷凍食用鮮肉類 | 三百萬以下 | | 陰性 | | 陰性 | 20mg以下 | | | | |
| 冷凍蔬果類 直接供食者 | 十萬以下 | | 陰性 | | | | | | | |
| 冷凍蔬果類 需加熱調理後始得供食者 | 三百萬以下 | | | | | | | | | |
| 其他不需加熱調理即可供食之冷凍食品類 | 十萬以下 | 陰性 | | 陰性 | 陰性 | | | | | |
| 其他需加熱調理始得供食之冷凍食品類 | 冷凍前已加熱處理者：十萬以下 | 陰性 | | 陰性 | 陰性 | 20mg以下 | | | | |
| 其他需加熱調理始得供食之冷凍食品類 | 冷凍前未加熱處理者：三百萬以下 | | 陰性 | | | | | | | |

# 拾壹、一般食品類衛生署標準

| 項目 類別 | 大腸桿菌屬細菌 | 沙門氏桿菌 | 葡萄狀球菌 | 性 狀 | 備 註 |
|---|---|---|---|---|---|
| 經加熱、調理（已熟）之一般食品類 | 陰性 | 陰性 | 陰性 | 應具原有之良好風味及色澤。不得有腐敗、不良變色、異臭、異味、污染、發霉或含有異物、寄生蟲。 | 另訂有衛生準標之食品類依其標準。 |

# 拾貳、生食用食品類衛生標準

| 項目 類別 | 大腸桿菌屬細菌 | 大腸桿菌 (E. coli) | 沙門氏桿菌 | 葡萄球菌 | 每百公克中揮發性鹽基態氮 | 性 狀 |
|---|---|---|---|---|---|---|
| 生食用魚介類 | 陰性 | | 陰性 | 陰性 | 20 mg 以下 | 應具原有之良好風味及色澤。不得有腐敗、不良變色、異臭、異味、污染、發霉或含有異物、寄生蟲。 |
| 生食用牡蠣 | | 每百公克中最確數 230 以下 | | | 20 mg 以下 | |
| 生食用蔬菜 | | 陰性 | | | | |

## 食用綠藻（含製品）衛生標準

73.3.22.衛署食字
第四二二〇七〇號

一、重金屬：5 ppm以下（以Pb計）

二、砷：1 ppm以下（以$As_2O_3$計）。

三、總菌數：每公克五萬個以下。

四、大腸桿菌屬細菌：陰性。

五、脫鎂葉綠酸鹽(Pheophorbide) 限量。

　　㈠既存脫鎂葉綠酸鹽：100 mg%以下。

　　㈡總脫鎂葉綠酸鹽：160 mg%以下。

註：1.脫鎂葉綠酸鹽之檢驗依本署所訂之「食用綠藻（含製品）中脫鎂葉綠酸鹽檢驗方法」。

　　2.總脫鎂葉綠酸鹽即既存脫鎂葉綠酸鹽與葉綠素分解酵素活性度之和。

　　3.重金屬、砷及脫鎂葉綠酸鹽限量均以乾重計。

穀物中二溴乙烷( 1， 2 -Dibromoethane; Ethylene Dibromide)

## 殘留容許量暫行標準

73. 3．1.衞署食字
第四六七一九四號

| 種　　類 | 限量(ppb) | 備　　　　註 |
|---|---|---|
| 穀物原料 | 900 以下 | 如小麥、玉米、燕麥、黃豆、紅豆、高粱等。 |
| 中間加工品 | 150 以下 | 如麵粉、蛋糕粉。 |
| 直接供食成品 | 30 以下 | 如餅乾、麵包。 |

## 餐具衞生標準

73.11.22.衞署食字
第四九八九三一號

㈠本標準適用對象：包括盤類、碗類、杯類、湯匙、碟子、筷子、刀子、叉子等餐具。

㈡餐具中大腸桿菌(E. coli)、油脂、澱粉、烷基苯磺酸鹽(ABS, Alkyl benzene sulfonate)應為陰性。

註：本標準之餐具係指經洗滌及有效殺菌後供消費者使用之器具、容器，或經加工製成後，不再經洗滌，即可供使用之免洗餐具。

## 食品之輻射處理標準

74．1．16.衞署食字
第五一六〇六七號

| 准照射食品品目 | 准使用輻射線源 | 最高輻射線線能量(百萬電子伏) | 最高照射劑量(仟格雷) | 照射目的 |
|---|---|---|---|---|
| 馬鈴薯、甘藷、分葱、洋葱、大蒜 | 電子 | 10 | 0.15 | 抑制發芽 |
| | χ射線γ射線 | 5 | | |
| 木瓜、芒果 | 電子 | 10 | 1.5 | 延長貯存期限 |
| | χ射線或γ射線 | 5 | | |
| 米 | 電子 | 10 | 1.0 | 防治蟲害 |
| | χ射線γ射線 | 5 | | |
| 紅豆、綠豆、大豆 | 電子 | 10 | 0.2 | 防治蟲害 |
| | χ射線γ射線 | 5 | | |
| 小麥、麵粉 | 電子 | 10 | 0.4 | 防治蟲害 |
| | χ射線γ射線 | 5 | | |

## 糧食類黃麴毒素限量暫行標準

66.12.1.衞署藥字
第一七三〇一四號

一、糧食類（包括米、花生、玉米、高粱、豆類及麥類）之黃麴毒素限量暫行標準，訂為

十萬萬分之五十以下。

(以AFLATOXIN B$_1$ 計 50 ppb以下)

二、本暫行標準定於民國六十七年十二月一日起實施。

# 食品中多氯聯苯限量暫行標準

74.1.16.衛署食字
第五一六〇六七號

| 類　　　　　　　別 | 限　　量<br>(PPM) | 備　　　註 |
|---|---|---|
| 鮮　　　　　　乳<br>乳　　製　　品 | 0.5 | 脂　肪　基　準 |
| 肉　　　　　　類 | 1.0 | 脂　肪　基　準 |
| 蛋　　　　　　類 | 0.2 | |
| 遠　洋　魚　介　類<br>近海、沿岸魚介類<br>淡水、養殖魚介類 | 0.5<br>1.0<br>1.0 | 可　食　部　份 |
| 嬰　幼　兒　食　品 | 0.2 | |
| 紙製食品包裝材料<br>容　器　包　裝 | 5.0 | |

# 附錄 *5*

# 臺灣省公共飲食場所衛生管理辦法

中華民國 75 年 1 月 6 日
府法四字第 98935 號令發布

第 一 條　本辦法依食品衛生管理法第二十四條規定訂定之。

第 二 條　本辦法所稱公共飲食場所,係指以營利為目的,供應公眾飲食之餐廳、酒家、酒吧、咖啡室、茶室、冰果室、飲食室、食品自動販賣機、固定飲食攤販、包飯、筵席承包等飲食業之場所及供應飲食之娛樂業與旅館業之飲食營業場所、暨機關、學校、醫院,或團體附設非以營利為目的之供應飲食場所。

　　　　前項公共飲食場所,包括供應飲食之固定或非固定場所。

第 三 條　本辦法所稱從業人員,係指公共飲食場所,實際工作之人員。

第 四 條　公共飲食場所應採用下列方法之一實施殺菌:

一、煮沸殺菌法以溫度攝氏一百度之沸水,將毛巾、抹布等煮五分鐘以上;餐具煮一分鐘以上。

二、蒸氣殺菌法,以溫度攝氏一百度之蒸氣加熱,將毛巾、抹布等加熱十分鐘以上,餐具加熱二分鐘以上。

三、熱水殺菌法以溫度攝氏八十度以上之熱水,將餐具加熱二分鐘以上。

四、氯液殺菌法以餘氯量不低於百萬分之二百之氯液,將餐具浸入溶液中二分鐘以上。

五、乾熱殺菌法以溫度攝氏三十五度以上之乾熱,將餐具加熱三十分鐘以上。

六、其他經中央衛生主管機關認可之有效殺菌方法。

第 五 條　公共飲食場所用水,應符合下列規定:

一、凡與食品直接接觸者,應符合飲用水水質標準。

二、應有固定之水源，足夠之水量及供水設施。

三、非使用自來水者，應設置淨水及消毒設備，使用前應向當地衛生主管機關申請檢驗，檢驗合格後始可使用。繼續使用時，每年至少應重新申請檢驗一次，檢驗紀錄應保存一年。

四、蓄水池（塔、槽）應有污染防護措施，並定期清理，防止污染。

第 六 條　公共飲食場所四周環境應符合下列規定：

一、地面應隨時清掃，保持整潔，空地應酌予鋪設水泥、柏油或植草皮等，以防灰塵。

二、應設有安整之排水系統，並經常清理，保持暢通。

第 七 條　公共飲食場所飲食物品之存放，應符合下列規定：

一、應存放於有防止病媒侵入之櫥櫃或其他設施內。

二、立即可供食用者，應用器具裝貯並加蓋。

三、冷藏時，溫度應保持在攝氏五度以下。

四、熱藏時，溫度應保持在攝氏六十五度以上。

第 八 條　公共飲食場所之餐具及擦拭用品，應符合下列規定：

一、竹製、木製筷子或其他免洗餐具，用畢應即丟棄。二人以上共同飲食時，應供應專用匙、筷、叉等，以便分食。

二、餐具洗滌場所有充足之流動自來水，並具有洗滌、沖洗及有效殺菌之三槽式餐具洗滌殺菌設備；無流動充足之自來水者，應供應用畢即行丟棄之餐具。

三、餐具及擦拭用品應經有效殺菌並保持清潔。

四、食品或與食品接觸之餐具及擦拭用品，不得以非食品用洗滌劑或不符合飲用水質標準之水洗滌。

五、有缺口或裂縫之餐具，不得存放食品或供人使用。

六、供應顧客之擦拭用品，以消毒衛生紙巾為限。

第 九 條　公共飲食場所廢棄物之處理，應符合下列規定：

一、依性質分類集存，易腐敗者，應先裝入不透水密蓋（封）容器內當天清除，清除後容器應洗滌清潔。

二、放置場所不得有不良氣味或有害（毒）氣體溢出，並防止病媒之孳生。

三、不得堆放於製造、調配、加工、販賣、貯存食品或食品添加物之場所內。

第 十 條 自動販賣機應標示營業負責人姓名、住址或商號名稱、地址。其與食品直接接觸部份，應隨時保持清潔。

第 十 一 條 公共飲食場所負責人及從業人員，對於衛生主管機關之衛生檢查或抽檢，不得拒絕。

第 十 二 條 公共飲食場所內不得供住宿及飼養牲畜之使用。

第 十 三 條 公共飲食場所應置食品衛生負責人，負責衛生管理工作，並應將其名牌懸掛於明顯處。

第 十 四 條 公共飲食場所之破壞設備，應符合附表之規定。

第 十 五 條 從業人員應符合下列規定：

一、手部應保持清潔，工作前應用清潔劑洗淨。凡與食品直接接觸之從業人員不得蓄留指甲、抹塗指甲油及配帶飾物等。

二、工作時若以雙手直接調理不經加熱即行食用之食品時，應穿戴消毒清潔之手套或將手部徹底清淨及消毒。

三、工作時必須穿戴整潔之工作衣帽，以防頭髮、頭屑及夾雜物落入食物中。

四、工作中不得有吸煙、嚼檳榔、飲食等可能污染食品之行為。

第 十 六 條 從業人員應實施健康檢查，並應將紀錄保存一年，以備衛生主管機關檢查，其檢查項目、方法及次數如下：

一、肺結核、胸部X光檢查每年一次。

二、傳染性眼疾、癩病、皮膚病或其他急性傳染病臨床檢查每年一次。

三、酒家、酒吧、特種咖啡室或茶室之女服務生應受性病臨床及血清檢查每年二次；其他從業人員應受血清檢查每年一次。

第 十 七 條 從業人員應檢具合格健康檢查證明後，公共飲食場所負責人始得僱用。

第 十 八 條 公共飲食場所負責人應負責督促所僱從業人員按期自動接受健康檢查。

第 十 九 條 從業人員健康檢查結果，發現有精神病、間放性肺結核、傳染性性病、眼病、皮膚病、化膿性創傷、急性肝炎或其他急性傳染病者，應立即停止執業。

第 二 十 條 從業人員在執業期間，應接受縣市衛生局短期之衛生講習。

**第二十一條**  違反本辦法之規定者，依食品衛生管理法第三十三條規定處罰。

**第二十二條**  公共場所設置之飲水機，其水質標準符合飲用水水質標準。

　　　　　　　衛生主管機關對於公共場所設置之飲水機每年至少應予檢查及輔導一次。

**第二十三條**  本辦法自發佈日施行。

# 附錄 6

# 公共飲食場所衛生設備標準表

| 設備標準<br>營業類別 設備項目 | 營業場所 | 厨房（茶室及咖啡廳為調理場所） | 厠　　所 | 備註 |
|---|---|---|---|---|
| 餐廳、酒家飲食店 | 1.地面應以不透水材料鋪設。<br>2.平頂或天花板及牆壁須堅固並加油漆或粉刷。<br>3.室內應空氣流通，並設置自動開閉紗門或空氣簾。<br>4.窗戶須裝防蠅紗窗。<br>5.光度應在一百米燭光以上。<br>6.有蓋果皮桶或垃圾容器及煙灰缸。<br>7.入門處放置踏墊。 | 1.面積應有營業場所面積十分之一以上。<br>2.與厠所隔開。<br>3.地面、臺度及調理台應以不透水、易洗不納垢之材料鋪設。地面須有充分坡度及排水溝、防鼠設備，臺度之高度應在一公尺以上。<br>4.平頂或天花板、牆壁應堅固並使用淺色油漆。<br>5.防設蠅紗網及自動開閉紗門。<br>6.應有換氣設備。<br>7.光度在一百米燭光以上。<br>8.灶面使用磁磚或不銹鋼厨具為準。<br>9.爐灶上須裝油煙罩。<br>10.有溫度顯示計之冷凍、冷藏設備。<br>11.貯藏食品紗櫥。<br>12.餐具櫥。 | 1.厠所應為沖水式並採不透水、易洗不納垢之材料建造，具應有良好通風、採光、防蟲、防鼠之設備。<br>2.地面及臺度應鋪設磁磚或磨石子，臺度之高度應在一公尺以上。<br>3.光度在三十米燭光以上。<br>4.每一厠所應設置足夠數量之磁器洗手盆。備有清潔劑及烘手器或紙巾。<br>5.大小便器均應使用磁磚。<br>6.化糞池位置應與水井（源）距離二十公尺以上。<br>營業場所面積在五十平方公尺以上者，須男女分開設置。 | |

| | | | | |
|---|---|---|---|---|
| | | 13.三槽式餐具洗滌殺菌設備及食品用洗潔劑。<br>14.食物處理台，其台面應以不銹鋼或鋁片舖設。<br>15.切剁生食與熟食用之砧板、刀叉應各備兩套分開使用，使用後應即清洗。<br>16.有蓋厨餘桶及垃圾餘器。<br>17.從業人員工作衣帽每人兩套，並設員工更衣室。 | | |
| 茶室、咖啡室 | 1.地面應以不透水材料舖設。<br>2.室內應有換氣或空氣調節設備。<br>3.平頂或天花板及牆壁須堅固並加油漆或粉刷。<br>4.窗戶須裝防蠅紗網。<br>5.有蓋果皮桶或垃圾容器及煙灰缸。<br>6.刨冰機應加圍罩。<br>7.入門處放置踏墊。<br>8.室內光度在五十米燭光以上。 | 1.應與廁所及其他不潔物隔開。<br>2.地面、臺度及調理台面應以不透水、易洗不納垢之材料舖設。地面須有充分坡度及排水溝、防鼠設備，臺度之高度應在一公尺以上。<br>3.平頂或天花板、牆壁須堅固並使用淺色油漆。<br>4.紗門、紗窗或其他防止病媒侵入之設備，紗門以自動開閉為原則。<br>5.室內光度在一百米燭以上。<br>6.食品玻璃橱或紗橱。<br>7.食品夾子及托盤。<br>8.有蓋垃圾桶。<br>9.冰箱。<br>10.餐具橱。<br>11.三槽式餐具洗滌、殺菌設備。<br>12.應有換氣設備。 | 同　　上 | |

| | | | | |
|---|---|---|---|---|
| 酒<br><br>吧 | 1.地面應以不透水材料鋪設。<br>2.平頂或天花板及牆壁須堅固並加油漆或粉刷。<br>3.窗戶應裝防蠅紗網。<br>4.應有換氣或空氣調節設備。<br>5.置有蓋果皮桶及煙灰缸。<br>6.冰箱。<br>7.餐具櫥。<br>8.餐具洗滌殺菌設備。<br>9.有蓋廚餘桶。<br>10.從業人員工作衣每人兩套。<br>11.入門處應置踏墊。 | | 同　　上 | |
| 冰<br><br>果<br><br>室 | 1.地面應以不透水材料鋪設。<br>2.有系統之排水溝及防鼠設備。<br>3.平頂或天花板及牆壁須堅固並加油漆或粉刷。<br>4.工作台之光度應在一百光燭米以上。<br>5.應與廁所及住房隔開。<br>6.須有換氣或空氣調節設備。<br>7.門窗應裝紗網、紗門以自動開閉為原則。<br>8.原料調合室。<br>9.器具櫥。<br>10.工作台。 | 1.地面應以不透水、易洗、不納垢材料鋪設。<br>2.應有換氣或空氣調節設備。<br>3.食品玻璃櫥或紗櫥。<br>4.天花板及牆壁須堅固清潔，並使用淺色油漆。<br>5.門窗須裝防蠅紗網。<br>6.光度應在一百米燭光以上。<br>7.有蓋果皮桶及煙灰缸。<br>8.食品夾子及托盤。<br>9.冷藏設備。<br>10.刨冰機應加圍罩。<br>11.入門處放置踏墊。<br>12.餐具櫥。 | 同　　上 | |

| | | | |
|---|---|---|---|
| | 11.工作衣帽。<br>12.有蓋原料桶。<br>13.器具殺菌設備。<br>14.流水式洗手台（包括肥皂或清潔劑）。<br>15.原料貯藏場所。<br>16.用水應經衛生機關化驗合格後方可使用。<br>（註：凡未在營業場所內調製冰果者，應符合飲料店之設備標準）。 | | |
| 固<br><br>定<br><br>飲<br><br>食<br><br>攤<br><br>販<br><br>、<br><br>包<br><br>飯 | 1.攤台必須平滑潔,飲食物整理台應以不銹鋼鋪設。<br>2.應有防塵、防蟲等之設備。<br>3.備具有蓋厨餘桶及垃圾桶。<br>4.營業地點及周圍二公尺內,環境應保持整潔。<br>5.應備乾淨抹布,其擦拭器具與桌面者,應區分清楚,時時清洗。<br>6.切剁生食與熟食用之砧板、刀叉應各備兩套分開使用,使用後應即清洗。<br>7.販賣生鮮海產類,須具有冷藏設備,冷藏溫度應保持在攝氏 | | |

| | | | |
|---|---|---|---|
| | 七度以下。<br>8.販賣冷飲及瓶裝、罐裝或紙盒之飲料為原則;如販賣自行調製的冷飲,除應符合衛生標準外,並應採用密閉自動或半自動販賣容器,並採用一次即丟之衛生杯子或吸管。 | | |
| 娛樂業與旅宿業兼營飲食供應之營業 | | | 其營業場所、厨房、厠所,視所供應飲食性質,適用前述營業類別設備標準。 |

註:機關、學校、醫院或團體附設非營利為目的之飲食場所,視所供應飲食性質,適用前述營業
　　類別設備標準。

國家圖書館出版品預行編目資料

食品安全與餐飲衛生 / 易君長、劉蔚萍合著.
-- 初版.-- 臺北市：揚智文化, 1997[民 86]
面 ；公分. --
ISBN 957-8446-09-8(平裝)

1.食品衛生 2.食物-分析 3.飲食-營養

412.37                                    86002416

# 食品安全與餐飲衛生

作    者／易君常、劉蔚萍
出 版 者／揚智文化事業股份有限公司
發 行 人／葉忠賢
登 記 證／局版北市業字第 1117 號
地    址／台北縣深坑鄉北深路三段 260 號 8 樓
電    話／(02)2664-7780
傳    真／(02)2664-7633
 E-mail ／service@ycrc.com.tw
郵撥帳號／19735365
戶    名／葉忠賢
法律顧問／北辰著作權事務所　蕭雄淋律師
印    刷／鼎易印刷事業股份有限公司
 I S B N ／957-8446-09-8
初版七刷／2006 年 8 月
定    價／新台幣 250 元